医学論文執筆のための

臨床研究と医療統計

まずはここからはじめよう！

著者

神田英一郎

東京共済病院腎臓内科部長
東京医科歯科大学生命倫理研究センター

MEDICAL VIEW

本書では，厳密な指示・副作用・投薬スケジュール等について記載されています
が，これらは変更される可能性があります。本書で言及されている薬品については，
製品に添付されている製造者による情報を十分にご参照ください。

Clinical Researchs and Medical Statistics
（ISBN 978-4-7583-1774-0 C3047）

Author : Eiichiro Kanda

2016. 3. 1 1st ed

©MEDICAL VIEW, 2016
Printed and Bound in Japan

Medical View Co., Ltd.
2-30 Ichigayahonmuracho, Shinjyukuku, Tokyo, 162-0845, Japan
E-mail ed@medicalview.co.jp

はじめに

　臨床研究の世界へようこそ！「臨床研究」という言葉を聞いて，皆さんはどのようなイメージをもつでしょうか？実際に，臨床研究をされている先生もいれば，これからしてみようかなと思っている先生もいらっしゃるでしょう。

　医療者は日々治療する際に，程度の差はあれ，診断や治療にいろいろな疑問をもっていることが多いと思います。例えば，この治療法は役に立つのだろうかとか，この診断基準はどの程度正確なのだろうかといった，日頃抱いている疑問があったときどうしますか？上司や先輩に聞いてもよいですし，論文を探してもよいでしょう。もし，上司がその答えをもっていなかったら，論文がなかったらどうしますか？自分で調べてみるしかありません。臨床研究は，治験のような大きな研究も含みますが，身近な疑問を解決するためのツールでもあります。

　野球，サッカー，料理など，何事も基本的な最低限の知識とコツを知って，さらに体験してみるとはじめやすくなり，結果も出しやすくなることが多いと思います。この本は，臨床研究を始めるための足掛かりになるように企画されました。若い先生が日常の疑問点から臨床研究を始め，データを収集し，統計解析の結果をまとめるまでが，ストーリーとして準備されています。きっと，読者の皆さんは，登場人物たちと一緒に学んでいくうちに，臨床研究全体の流れを大局的にとらえることができるようになり，統計手法も身につくことでしょう。

　この本には，簡単なクイズと大切な項目のチェックリストも準備されており，「自分で考える」過程によって，新しい知識が身につき，理解できていなかった部分を確認することができます。また，多くの方が気軽に統計を体験できるように，いくつかの統計ソフトを使用して解析を行いました。しかし，これらのソフトをお持ちでない読者の皆さんも十分に臨床研究について理解していただけるように工夫してあります。なお，使用したデータは私が本書のために作成したものですので，学問的な意義はありません。また，各統計ソフトはアップデートされている可能性がありますので，随時ご確認いただき，最新のものをご利用ください。

　臨床研究は統計解析に重点が置かれがちになりますが，その解析も無計画なデータでは台無しになってしまいます。料理でもよい素材を集めて十分下ごしらえしたのちに調理することで，美味しくかつ美しいものとなります。臨床研究も十分計画を練って，必要十分なデータを集めることで，解析も速やかに行われますし，美しい結果を得られやすくなります。自分の大切なアイディアを簡潔にかつ解析しやすいようにまとめ，研究計画を十分に練ることが大切です。

　それでは，登場人物になったつもりで，臨床研究を体験してください。さあ，楽しみましょう！

東京共済病院腎臓内科部長
東京医科歯科大学生命倫理研究センター
神田英一郎

contentes

はじめに

I オッズ田先生の横断研究編

1 研究を始めよう！

臨床研究をやるしかない〜オッズ田先生は学会発表デビューを目指す〜 ……002

リサーチクエスチョンとは？〜疑問を掘り下げることから臨床研究ははじまる〜 ……005

まとめよう！01 ……007

挑戦しよう！01 ……007

2 デザインの種類

どうデザインするか!? すべてはそこから ……008

観察研究の種類 ……009

コホート研究と症例対照研究 ……011

症例対照研究をもっとくわしく ……013

どの臨床研究のデザインにするのか？ ……015

まとめよう！02 ……016

挑戦しよう！02 ……017

3 データを集めよう

データには集め方がある ……018

まずは Excel に入力する前に ……021

変数の種類 ……022

いよいよ Excel への入力 ……025

まとめよう！03 ……027

挑戦しよう！03 ……027

4 基本統計量

解析の強い味方・統計ソフト〜いろいろあるけれどどれを使う？〜 ……028

データの特徴をつかもう ……033

基本統計量を求めよう ……035

まとめよう！04 ……038

挑戦しよう！04 ……039

5 仮説を立てる

じゃんけんの秘密を仮説であばく ……040

まとめよう！05 ……045

挑戦しよう！05 ……045

6 平均値を比較しよう

データの平均はどこにある？ ……046

まとめよう！06 ……052

挑戦しよう！06 ……053

13 重回帰分析

今度は重回帰分析をやっ
てみよう ……092

まとめよう！13 ……097

挑戦しよう！13 ……098

12 単回帰分析
とダミー変数

単回帰分析とt検定 ……088

まとめよう！12 ……091

挑戦しよう！12 ……091

14 結果のまとめ

オッズ田先生，横断研究
を極める ……099

まとめよう！14 ……100

11 関係を
数式化しよう

データをもっと見える形に
するには？ ……079

まとめよう！11 ……086

挑戦しよう！11 ……086

10 関係性を
みてみよう

相関関係を
評価しよう ……075

まとめよう！10 ……078

挑戦しよう！10 ……078

8 オッズを
求めよう

「そうである確率」って
何だろう？ ……061

まとめよう！08 ……064

挑戦しよう！08 ……064

7 比を
比較しよう

オッズ田先生は2群間比
較に興味をもつ ……055

まとめよう！07 ……060

挑戦しよう！07 ……060

9 信頼区間を
推定しよう

信頼できるのはどこから
どこまで？ ……066

オッズ比の95％を
求めよう ……070

まとめよう！09 ……073

挑戦しよう！09 ……073

II p値子先生のコホート研究編

1 リサーチクエスチョンと研究デザインの選択

p値子先生の初挑戦〜臨床研究のもう1つの柱〜 ……102
あなたのリサーチクエスチョンは何？ ……103
研究デザインの選択 ……107
まとめよう！15 ……109

2 エンドポイントと指標

指標はデータ解析の道しるべ ……110
リスク（risk）と率（rate） ……111
指標を比較しよう ……114
まとめよう！16 ……117
挑戦しよう！14 ……117

3 バイアスと調整

そのデータは信用できる？ ……121
因果関係（causal relationship） ……122
妥当性（validity）と精度（precision） ……123
バイアス（bias） ……125
交絡（confounding） ……127
バイアスと交絡への対応 ……132
まとめよう！17 ……134
挑戦しよう！15 ……134

4 データと基本統計量

今度はデータがどこを向いているかを考える ……135
基本統計量 ……137
一元配置分散分析（One-way analysis of variance, one-way ANOVA） ……142
まとめよう！18 ……150
挑戦しよう！16 ……150

6 生存時間解析

p値子先生，論文でよくみるあの図が作れるようになる ……165
Kaplan-Meier法 ……166
ハザード比を求める ……170
まとめよう！20 ……175
挑戦しよう！18 ……175

5 ロジスティック回帰分析

統計どまんなか！〜でもこれまでの積み重ねがあれば怖くない〜 ……152
調整したオッズ比を求めよう ……156
傾向スコア（propensity score）……160
まとめよう！19 ……163
挑戦しよう！17 ……163

7 カットオフポイントを知りたい

検査結果のさかい目をさがそう ……176
まとめよう！21 ……182
挑戦しよう！19 ……182

8 結果のまとめ

これでもう怖いものなし！p値子先生，コホート研究を極める ……184
まとめよう！22 ……186
挑戦しよう！20 ……186

III 箱ひげ先生による介入研究とシステマティックレビュー講座

1 介入研究

箱ひげ先生の真骨頂〜ちょっと難しいけれど大切な研究〜 ……188
介入研究とは何だろう？ ……189
患者間と患者内の比較 ……191
ランダム割り付け ……192
マスク化（masking）……194
ランダム化比較試験の実施 ……195
CONSORT声明 ……198
解析方法の特徴 ……200
ランダム化比較試験の変法 ……201
わかったかな？ ……202
まとめよう！23 ……203
挑戦しよう！21 ……204

2 システマティックレビューとガイドライン

- 話の規模が大きい!? いいえ，これまでの勉強と地続きの話 ……205
- レビュー（review）とシステマティックレビュー（systematic review）……206
- システマティックレビューの流れ ……208
- メタアナリシス ……210
- ガイドラインへエビデンスをどう生かすか ……214
  - まとめよう！24 ……216
  - 挑戦しよう！22 ……216

さいごに

参考資料 ②
本書で出てきた統計方法の分類 ……219

参考資料 ①
臨床研究の流れ ……218

臨床研究 成功のヒケツ

Ⅰ章
- 01 臨床研究を始めるに当たって ……004
- 02 研究計画書と倫理審査 ……019
- 03 エンドポイント ……024
- 04 EZR のインストール ……032
- 05 過誤 ……044
- 06 母集団 ……048
- 07 自由度 ……049
- 08 両側検定（two-tailed test）……051
- 09 2群の差の検定 ……052
- 10 検定統計量・カイ二乗 ……057
- 11 偏回帰係数（partial regression coefficient）……093
- 12 多重共線性 ……096
- 13 抄録 ……100

Ⅱ章
- 14 臨床研究を始めるには ……109
- 15 交互作用（interaction）……133
- 16 競合リスク（competing risk）……138
- 17 パラメトリック検定とノンパラメトリック検定 ……145
- 18 多重比較検定（maltiple comparison test）……149
- 19 いろいろなモデルの分類 ……162
- 20 生存関数（survival function）……171
- 21 Cox 比例ハザードモデルの応用 ……174
- 22 Bayes（ベイズ）統計（Bayesian statistics）……181
- 23 観察的疫学研究報告の質改善のための声明（Strengthening the Reporting of Observational Studies in Epidemiology [STROBE]）……185

Ⅲ章
- 24 動的割り付け法 ……193
- 25 サンプルサイズの決定 ……196
- 26 文献の検索システム ……209

Excel は Microsoft Corporation の登録商標です。
SPSS は International Business Machines Corporation の商標または登録商標です。
JMP は SAS Institute Inc. の商標または登録商標です。
SAS は SAS Institute Inc. の商標または登録商標です。
STATA は Stata Corp LP の登録商標です。
その他，本書に記載されている会社名，製品名などは各社の商標または登録商標です。
本書では，™および®，© の記載は省略しました。

I

オッズ田先生の
横断研究編

1 研究を始めよう！

I　オッズ田先生の横断研究編

> **目標**
> 臨床研究は，治験のような大きな研究も含みますが，身近な疑問を解決するためのツールでもあります．まずは，自分の疑問を明確にすることから始めましょう．

臨床研究をやるしかない
〜オッズ田先生は学会発表デビューを目指す〜

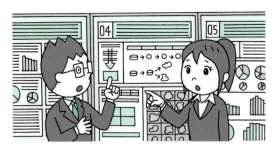

オッズ田：うーん，こっちの発表もあっちの研究も興味深い．やっぱり学会にくると勉強になるなぁ．

p値子：本当ですね．私と同年代の若い先生の発表も多くて，刺激的です．

オッズ田：この学会はさ，研究が中心だから，なかなか症例報告では演題が出しにくいんだよね．でも，僕もこれまでみたいにただ聴講するだけじゃなくて，臨床研究にチャレンジして，発表してみようと思うんだ！診察のときにちょっと興味を持ったテーマがあってさ．それに専門医更新の単位にもなるし．

p値子：オッズ田先生すごい！でも，初めての臨床研究って，具体的にどうやって始めたらいいのかしら？

うーん，そうだよなぁ…
ここはひとつ，我らが箱ひげ先生を頼るとしよう。臨床研究で右に出るものはいないという，あの！
ねぇ，p値子先生も一緒にチャレンジしてみない？

ぜひやりたい！前から，**EBM** には興味があったんです！

用語
EBM
evidence-based medicine。科学的根拠に基づいた治療を行うこと。

よし，じゃあ早速はじめよう！

箱ひげ先生，こんにちは。実は僕たち，今度の学会の演題募集に向けて，臨床研究にチャレンジしたいと思っているんです！

それは素晴らしい！テーマはもう決めてあるのかい？程度の差はあれど，医療者は日々の診断や治療にいろいろな疑問をもっているものだ。**日常抱いている疑問**を掘り下げることが，臨床研究の第一歩だよ。

僕は，若い方の**慢性腎臓病**に興味があるんです。この間お手伝いで行った健康診断で，腎臓の悪い若い男性がいらっしゃいました。30歳代で僕と年齢も近いし，自分のことも心配になったんです。当直もあるし，一人暮らしでカップ麺ばかりで，最近太ってきましたし…

用語
慢性腎臓病
chronic kidney disease（CKD）

なるほどね。それで？

> 若い方は，血清クレアチニン値を測定する機会が少ないので，きっと自分では気づかないうちに，CKDに罹患している可能性もあると思うんです。健康診断のスクリーニングで患者さんを早期発見するためにも，若い方にどの程度CKDの方がいるのか調べて，どんな特徴があるのか明らかにしたいと思うんです！

> 腎機能は年齢とともに徐々に低下するから，高齢者ではCKDが増加するよね。若い人のCKD発症を予防するためには，まず若いCKD患者さんにどのような特徴があるのかを知る必要があるよ。
> よし，それでは早速，研究計画を考えてみよう。ステップバイステップで進めていくよ。

臨床研究 成功のヒケツ01

臨床研究を始めるに当たって

　日頃抱いている身近な疑問を明らかにすることから，臨床研究が始まります。先輩の意見や論文検索で答えが見つからないときは，エビデンスが確立されていない領域なのです。極端かもしれませんが，あなた自身がその領域の最先端なのです！

　しかし，実際に経験がないのに，臨床研究を始めるのは敷居が高いのも事実です。臨床の問題点を解決したい場合や，臨床研究の経験ある先輩に誘われてチャレンジする場合もあると思います。研究を始める動機は何であれ，最も大切なのは自分の業績ではなく，臨床研究を患者さんのために行い，得られた結果を患者さんに還元しなくてはならないことを，念頭に置いておく必要があります。

リサーチクエスチョンとは？
～疑問を掘り下げることから臨床研究ははじまる～

箱ひげ：臨床研究をするためには，まず，**何が疑問なのか**明確にしておかないと，研究計画は立てられない。改めて，先生たちの疑問は何だったかな？

p値子：CKDに関係している因子を知りたいです。

オッズ田：できれば健康診断で見つけ出せるようなものがよいと思っています。

箱ひげ：では，疑問の焦点を明らかにするよ。日常診療の合間や学会参加時にふと思いついた疑問を**クリニカルクエスチョン**とよびます。ところが，クリニカルクエスチョンは，そのままでは漠然としているため，研究向きに具体化する必要があるよ。これを**リサーチクエスチョン**とよぶんだ。シンプルにまとめることで，自分の頭も整理できるし，ほかの医師，スタッフそして患者さんに伝わりやすくなる効果があるよ。「CKDに関係している因子」だけでは，曖昧だからもう少し具体的な因子を挙げてみようか。

> **用語**
> クリニカルクエスチョン
> clinical question
> リサーチクエスチョン
> research question

オッズ田：「生活習慣」というのはどうでしょう。

p値子：「喫煙」，「アルコール」，「肥満」など，いろいろ考えられそうですよね。

では，そのアイディアをわかりやすくしてみよう。頭を整理するためのツールに，**PE（I）CO** があるよ（**表1**）。PE（I）CO は，**誰が，何によって，何と比べて，どうなるか**をまとめたもので，例えば，P の対象は患者さんになります。E/I の介入とは手術の方法や新薬などの治療法，曝露とは暑い気温や大気汚染などの因子を表しています。C の比較とは比較するもの，例えば新治療法と従来の治療法を比較するなら，従来の治療法となり，O のアウトカムとは，新治療の結果を表し，生存率，CKD の有無など治療効果の評価が挙げられます。
では，先生たちの場合はどのようになるかな？

	略語	意味づけ
P	Patients, Population	対象。介入や曝露を受ける
E/I	Exposure / Intervention	曝露 / 介入
C	Comparison	比較。対象群と異なり，介入因子や曝露因子の影響を受けていない群
O	Outcome	アウトカム。ハードなアウトカム（生死など）とソフトなアウトカム（血圧，筋力など）がある

表1　PE（I）CO

P は若い方，E は生活習慣です。C は生活習慣がきちんとしていることで，O は CKD です。

もう少し具体的にしてみよう。

P は職場健康診断受診者，E は喫煙，C は非喫煙，そして O は CKD に罹患していること。で，どうでしょう？

うん，かなり具体性が出てきたね。まとめましょう。

「**職場健康診断受診者では，喫煙者群は非喫煙者群よりも CKD に罹患しているか。**」ということで，どうでしょうか？

OK！

箱ひげ

まとめよう！01

 クリニカルクエスチョンとリサーチクエスチョンの違いがわかる。

 PE（I）CO を説明できる。

挑戦しよう！01

　臨床で疑問に思っていることを，いくつか書いてみましょう。そして，その疑問を PE（I）CO にまとめてください。書き留めた疑問を，なくさないようにして，本書を読み終えたときに，見直してみましょう。きっと，デザインや解析を考慮したリサーチクエスチョンにブラッシュアップできるはずです。

2 デザインの種類

I オッズ田先生の横断研究編

> **目標**
> 臨床研究にはいろいろな種類があります。リサーチクエスチョンを解決するためには，適切な臨床研究のデザインを選ぶことが肝心です。本章では，臨床研究のデザインの種類を学びます。

どうデザインするか!? すべてはそこから

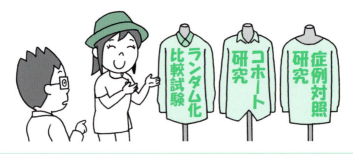

箱ひげ：臨床研究のデザインはいろいろあるよね。どのような種類があるか知っているかな？

オッズ田：**ランダム化比較試験**，**コホート研究**，**症例対照研究**でしょうか。

箱ひげ：それじゃ，臨床研究のデザインをまとめてみましょう。大まかに分けるとしたら？

p値子：え〜っと，**介入研究**と・・・

オッズ田：**観察研究**です！

用語

ランダム化比較試験
randomized controlled trial (RTC)

コホート研究
cohort study

症例対照研究
case control study

介入研究
intervention study

観察研究
observational study

そう。データを収集して「観察」主体の研究と，積極的に治療などの「介入」をして仮説を証明する実験的研究に分類できるね（**表2**）。
介入研究には **RCT** と **クロスオーバー試験**があるよ。RCTは，治療薬群とコントロール群の比較。一方，クロスオーバー試験は，同一患者に対して治療薬を投与した時の反応とプラセボを投与した時の反応を比較するんだ。
観察研究は対象の状態を記録し，そこから仮説を証明する方法。例えば，「高齢者が降圧薬を内服すると心血管イベントを防げるか」という仮説を証明したいとする。病院の全高齢者を対象に，降圧薬の内服と心血管イベントの発生について調査すれば観察研究，また，降圧薬を投与した群と投与しない群で追跡調査すれば介入研究になるというわけだ。

観察研究
A 症例報告
B 症例集積研究
C 横断研究
D 縦断研究
（1）コホート研究
（2）症例対照研究
介入研究
A 比較対照研究
（1）ランダム化比較試験
（2）クロスオーバー試験
B 対照なしの研究

表2　臨床研究デザインの分類

- 用語 -
クロスオーバー試験
crossover trial

その観察研究と介入研究にそれぞれ種類があって，先ほどのコホート研究，症例対照研究は，観察研究に分類されるんですね。

観察研究の種類

p値子先生，何か釈然としないような顔してますね。

- 用語 -
前向きコホート研究
prospective cohort study
後ろ向きコホート研究
retrospective cohort study

はい，コホート研究には**前向き研究**とか**後ろ向き研究**とかがあるって，前に聞いたことがあります。でも，そのときは，よくわからなくて，混乱してしまったんですが・・・

じゃ，ひとつひとつ説明していこう。一般的に原因があるからこそ結果が発生するよね（**図1**）。臨床研究の目的の1つが，この原因と結果の因果関係を明らかにすることにあるんだ。時間は常に過去，現在，未来へと流れるので，研究の種類を考える際には，観察と介入を考えるほかに，**時間軸**を考えるとわかりやすくなります（**図2**）。

介入研究では，研究を開始してから数年後に結果が出るので，時の流れは現在から未来となる。観察研究のうちコホート研究には，p値子先生が混乱したように，**前向き**と**後ろ向き**があります。

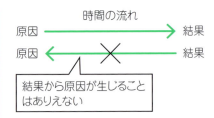

図1　原因と結果の関係

前向きコホート研究は介入研究と同様に，研究を開始してから数年後に結果が出ることになる。一方，**後ろ向きコホート研究**は，研究者は既存のコホートデータを解析するので「後ろ向き」となるんだ。だから，因果関係の時間の流れは過去から現在の向きとなります。この研究を**ヒストリカルコホート研究**ともよぶよ。わかったかな？
じゃ，オッズ田先生，**症例対照研究**はどう考えればいい？

> 用語
> **ヒストリカルコホート研究**
> historical cohort study

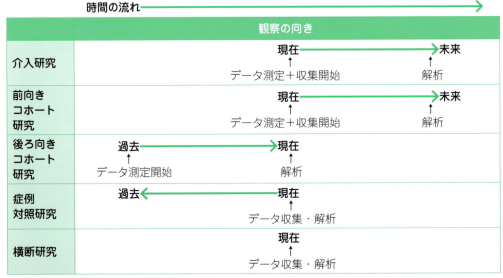

図2　時間軸で臨床研究を理解する

え〜っと。**症例対照研究**は，ある疾患を発症した症例と対照が過去にどのような因子に曝露されたかを調査するんですよね。研究者の目線は過去を振り返ることになると思います。

そう，ここが，混乱しやすいところなので注意しよう。
では，p値子先生，**横断研究**では，時間の流れはどうなると思う？

横断研究は，研究したその瞬間だけの研究ですので，時の流れは止まっていると思いますが・・・

── 用語 ──
横断研究
cross sectional study
縦断研究
longitudinal study

はい，そのとおりです。**横断研究**は時間の経過が調査されていないので，因果関係を明らかにしづらいという特徴があるんだ。
一方，時間経過が関係する研究を**縦断研究**というよ。時間的な前後関係が明らかになるため，医学研究では必須の手法となっているんだ。

コホート研究と症例対照研究

箱ひげ先生，**コホート研究**と**症例対照研究**について，もう少し詳しく教えてもらえますか？

両方とも**観察研究**の代表的なデザインだね。説明しよう。ある集団，つまり**コホート**を対象として，経年的に追跡する場合に，**コホート研究**を行います。特定の要因に曝露されることは，ある疾患の発生や予後にどう影響するのか，ということを調査することが目的なんだ（**図3**）。もし影響するのであれば，その因子は危険因子ということになる。
オッズ田先生，長年患者さんを追跡したら，何がわかるかな？

オッズ田：う〜ん，そうですね・・・例えば，患者さんの死亡数や心血管イベントの発生数を求めることができます。

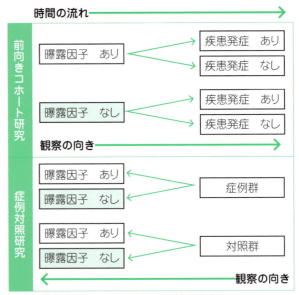

図3　前向きコホート研究と症例対照研究

箱ひげ：一定期間にどれだけの患者に何かのイベントが発生したのか知ることができれば，**リスク**が求められる。また，曝露因子あり群（曝露群）での疾患が発生するリスクと曝露なし群（非曝露群）でのリスクの比を求めれば**相対危険**を求めることができるよね。**相対危険**とは，曝露があることによってリスクが何倍になるかを表すよ。相対危険2は曝露因子があることでリスクが2倍になることを意味するんだ。

用語
リスク
危険度（risk）
相対危険
risk ratio

p値子：**コホート研究**の優れている点はなんですか？

箱ひげ：**コホート研究**の利点は，時間的因果関係を明らかにできること，さまざまなアウトカムを評価することができること，また，まれな曝露因子に対応できることも挙げられる。では，逆にデメリットは何かわかるかな？

p値子：多数の患者さんを追跡するので，人手と時間がかかることでしょうか・・・

そう。多数の対象を長期間追跡調査する必要があるため、実行コストが割高になること、まれな疾患では対象人数が大きくなることが挙げられるね。患者の転居や脱落で正確性が低下するし、疾病の発生確率が時間とともに変化することがあることも、コホート研究の短所として挙げられるよ。

研究デザインとしてコホート研究というと前向き研究を指すことが多いけれど、研究開始時にこれまでのデータを調査する研究もあるんだ。このように既存の前向きコホート研究を使用して何らかの因果関係を調査することを**後ろ向きコホート研究**とよびます。データベースとして、住民健診や医療保険のデータベースを使用したりもする。前向き研究で調査しづらいテーマの場合、後ろ向きコホート研究で検証してみるのもいいね。

症例対照研究をもっとくわしく

すると、**症例対照研究**についてはどのように考えたらいいのでしょう？

オッズ田先生、簡単に説明できるかな？

症例対照研究は、調査時点の患者の過去の記録を調査して行う研究だと思います（**図3**）。ある疾患に罹患している患者と罹患していない健康な人を比較して、過去にどのような因子に曝露されたか調査する研究です。

ではどのような疾患の調査に向いていると思う？

・・・わかりません・・・

まれな疾患に向いています。例えば，非常にまれな疾患の発生を前向きコホート研究で見つけようとした場合，どうなると思う？

前向きコホート研究を行った場合，数千人規模のサンプルサイズが必要になりますね。また，疾患の発生に年数がかかるかもしれません。

そうです。実施が非常に困難になってくる。この**症例対照研究**では，症例と対照をマッチングさせることがポイントになるんだ。症例数は必ずしも **1:1** である必要はなく，対照のほうが多いため **1:n** とすることもあります。マッチングして適切な対照を見つけてくることが，研究結果の誤差を小さくすることに役立つので，研究者の腕の見せ所になるんだ。症例対照研究では研究対象を恣意的に集めているため，**相対危険**を算出できず，**オッズ比**を求めることになるよね。
じゃ，オッズ田先生，症例対照研究のメリットとデメリットは何かわかる？

症例対照研究の長所は，比較的早く結果が出ること，費用がかからず容易に行えること，まれな疾患に適していること，追跡不能がないことです。短所としては，**思い出しバイアス**，**危険因子**への曝露がまれな場合推測できないことがあります。

---用語---
オッズ比
odds ratio

なるほど。ところで，**思い出しバイアス**って何ですか？

症例や対照が過去の因子への曝露を覚えていない可能性があることを指します。

どの臨床研究のデザインにするのか？

箱ひげ：ここまで観察研究を学んできたね。それぞれの特徴を表にまとめるとこうなるよ（**表3**）。君たちの今回のリサーチクエスチョンから考えると，どんなデザインがいいと思いますか？

p値子：私たちのクエスチョンは，喫煙の有無とCKDの関係を調査する研究です。喫煙を行う，行わないで介入研究をすることは・・・できませんね。

	コホート研究	症例対照研究	横断研究
因果関係の推測	可 要因は現在 疾病は未来	可 疾病は現在 要因は過去	不可 疾病，要因とも調査時点
指標	相対危険 寄与危険	オッズ比	有病率
研究期間	長い	短い	短い
対象の脱落	あり	なし	なし
まれな疾患	困難	可	可
まれな曝露因子	可	困難	可
調査開始時での疾病の有無	不明	既知	不明
調査開始時での因子の有無	既知	不明	不明

表3　観察研究の比較

オッズ田：そうなると，観察研究を選択することになるのか・・・コホート研究か横断研究かな？もともと「どの程度CKD患者さんがいるか調査したい」ということが動機だったので，横断研究で，喫煙とCKDの関係について調査する，ということでどうでしょうか。

箱ひげ：それなら病院の健康診断センターのデータが使えるね。それを使って横断研究をやってみましょう。

まとめよう! 02

- ☑ 観察研究と介入研究の違いを説明できる。
- ☑ 代表的な臨床研究デザインの種類がわかる。
- ☑ 時間の流れで臨床研究デザインを分類することができる。
- ☑ コホート研究，症例対照研究そして横断研究の特徴と違いを説明できる。

挑戦しよう! 02

問題

以下の研究について臨床研究デザインを選択してください。

A ランダム化比較試験　　　　　　D 症例対照研究
B クロスオーバー試験　　　　　　E 横断研究
C コホート研究　　　　　　　　　F 症例報告

1. 44歳男性。糖尿病の既往があり，糖尿病性腎症によるCKDと考えられていた。腎生検を行ったところ，ANCA関連血管炎が発見された。本症例について，学会で報告した。

2. 新薬Aが発売された。心血管疾患の発生を予防する効果が考えられている。ボランティアを新薬A群とプラセボ群にランダムに分け，予防効果を比較する研究をデザインした。

3. 10万人に20人程度しか発生しないまれな疾患Aがある。この疾患Aに罹患した患者と年齢性別が一致した健常者を比較し，10年前のカルテを調査する研究を計画した。

4. ある地域の住人全員の健康診断をある日行った。この健康診断のデータをもとに，尿蛋白検査結果と血圧の関係を調べた。

5. 新しい降圧薬Aが発売された。これまでに発売された降圧薬Bと治療効果を比較したい。そこで，ボランティアに，まず新薬Aを使用してもらい，その後既存薬Bを使用してもらった。そして，新薬Aと新薬Bの降圧効果を比較した。また，既存薬Bの使用後，新薬Aを使用することも同様に調査した。

6. いくつかの病院へ通院しているCKD患者を10年間にわたり追跡し透析導入になったかどうかを調査した。

答え

1. F　2. A　3. D　4. E　5. B　6. C

3 データを集めよう

I オッズ田先生の横断研究編

> **目標**
> 解析を始める前にデータを集めます。データセットの出来で，研究の出来がほぼ決まります。計画をきちんと立ててデータを収集することが大切です。

データには集め方がある

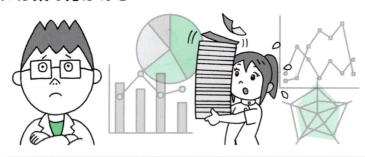

オッズ田: 箱ひげ先生！研究計画の倫理審査が終了しました。電子カルテの検索を行う許可をもらったので，早速データを集めたいんですが・・・

箱ひげ: データの収集で臨床研究の成否がほぼ決まるといってもいいくらいだ。やみくもに集めるのではなく，きちんと計画を立てて集めることが大切だよ。

p値子: どのようにしたらいいんでしょうか？

箱ひげ: **Excel**でデータを集めていくんだ。第一行目に，患者さんの番号や検査項目の名前を入力する。患者さんの番号は個人が特定できないように，名前や病院の番号は入れないようにしよう。そのほか背景因子の情報として必要な項目を入れていくんだけど，例えばどのようなものがあるかな？

p値子: え〜っと，性別，年齢，体重，身長，**BMI**・・・

> **用語**
> **BMI**
> body mass index

臨床研究 成功のヒケツ02
研究計画書と倫理審査

ストーリーでは出てきませんでしたが，実際には各研究に対して研究計画書を作成する必要があります．研究計画書と倫理審査については，文部科学省および厚生労働省による**「人を対象とする医学系研究に関する倫理指針」**に記載されています．指針によると，研究計画書には，

① 名称
② 実施体制
③ 目的および意義
④ 方法および期間
⑤ 対象者の選定方針
⑥ 科学的合理性の根拠

などの，研究方法に関する項目のほか

⑦ インフォームド・コンセントを受ける手続きや，
⑧ 個人情報等の取扱い

などについても記載しておく必要があります．研究計画書，説明書，同意書などの必要書類を倫理審査委員会に提出した後に，倫理審査が通れば，晴れて研究開始となります．倫理審査が通らないのに，決して研究を始めてはいけません．臨床研究を行う際には，ご所属の施設の倫理審査委員会に，必要な書類や手続きについて，あらかじめ問い合わせて，確認しておくことをお勧めします．

オッズ田：今回の研究はCKDの有無を検討するので，当然CKDの有無も必要になります．

箱ひげ：臨床研究ではPECOで学んだアウトカムを明確に定義しておく必要があるんだ．今回はCKDの定義の確認が必要だよ．どうなっているかな？

オッズ田

CKD の定義は，次の条件の片方または両方が 3 カ月以上持続することで診断します文献1)。
① 腎障害を示唆する所見（検尿異常，画像異常，血液異常，病理所見など）が存在する
② **eGFR** が 60mL/分/1.73m² 未満であること

用語
eGFR
推定糸球体濾過量
(estimated glomerular filtration rate; eGFR)

文献
1) 日本腎臓学会：エビデンスに基づく CKD 診療ガイドライン 2013. 東京医学社，東京，2013.

箱ひげ

そうすると，私たちの研究は横断研究だから，「3 カ月以上の持続」を確認することはできないことになるね。また，健康診断では尿中蛋白質濃度と尿中クレアチニン濃度を測定していないので，①の定義を使えない。そうなると・・・3 カ月以上続いていると仮定して，②を本研究の CKD の定義としましょう。

オッズ田

すると eGFR が必要になりますね。eGFR を測定するには何が必要だったっけ？ p 値子先生。

p値子

血清クレアチニン値，年齢，性別が必要です。eGFR の推算式はこんな式になります（**図4**）。

$$eGFR(mL/分/1.73m^2) = 194 \times Cr^{-1.094} \times 年齢(歳)^{-0.287}$$
（女性は ×0.739）

Cr：血清クレアチニン値（mg/dL）

図4　eGFR の推算式

オッズ田

おお，よくできました。

p値子

血清クレアチニン値も必要です。あと，私たちのリサーチクエスチョンは喫煙と CKD の関係でしたから，当然喫煙の有無も必要ですよね。

箱ひげ

そうそう，PECOのEですね。CKDや腎機能に関係する項目を集めておくことが，のちに役に立ってくるよ。

オッズ田

検尿結果として尿蛋白の有無も必要かな。また，糖尿病や高血圧の合併も腎機能に影響しますよね。

箱ひげ

尿蛋白の有無の定義はどうする？

オッズ田

「検尿でそれぞれ（+）以上であること」でいかがでしょう。

箱ひげ

いいね。CKDには心血管イベントの既往歴も関係するから，これも項目のうちの1つに加えるといいね。これらの項目をExcelの1行目にどんどん入れていくんだ（**図5**）。

ID	性別	年齢	身長	体重	BMI	血清クレアチニン値（mg/dL）	eGFR	喫煙	尿蛋白の有無	糖尿病の合併	高血圧の合併	心血管イベントの既往歴

図5 Excelに入力する情報

まずはExcelに入力する前に

オッズ田

では，入力を開始したいと思います。

箱ひげ

ちょっと待って！各セルにはどのような値を入れるつもりですか？今後の集計のやりやすさを考えてから入力しないとね。

オッズ田

と，おっしゃいますと？

箱ひげ

例えば年齢が32歳であれば「32」と入れればいい。尿蛋白などに関しては，「陽性」「陰性」と入力してもいいけど，陽性であれば「1」，陰性であれば「0」と入力しましょう。通常 Yes が「1」，No が「0」となることが多い。このようにコード化することが解析のやりやすさに関係してくるよ。また，コード化した場合は，ほかの人がみてもわかるように，一覧表を作っておくことが必要だね。
じゃ，ここで，**変数**の種類について学んでおこうか。

変数の種類

箱ひげ

データにはいくつかの種類があるね。身長や体重などの数値となるものを**量的データ**，名前，性別などの直接測定できないものを**質的データ**とよぶんだ。

用語
量的データ
quantitative data
質的データ
qualitative data

p値子

すると，先ほど尿蛋白の陽性を1，陰性を0としたのは，質的データを量的データに変えたことになるんですね。

箱ひげ

そう，よく気がついたね。量的データにしておけば，陽性の人の人数のカウントや%の計算もすぐにできます。このようなデータにはいくつか種類があり，**名義尺度**，**順序尺度**，**間隔尺度**，**比尺度**に分類される（**表4**）。このデータの種類によって統計の解析方法も決まるんだ。

用語
名義尺度
nominal scale
順序尺度
ordinal scale
間隔尺度
interval scale
比尺度
ratio scale

例えば名義尺度でも性別は女性を0，男性を1などと変換することができるってことがよくわかりました。

尺度	説明
名義尺度	ある個体がほかのものと異なることを表す。例えば，性別，合併症
順序尺度	ほかのものとの順序を表す尺度。例えば，がんステージ
間隔尺度	ほかのものとの差が多い少ないといった間隔が意味を表す。例えば，温度（摂氏，華氏）
比尺度	基準単位と比べて何倍になっているか表す。例えば，体重，身長

表4　尺度の種類

CKDの有無はどのようにして入力すればよいでしょうか？

まず，ExcelのセルにeGFRを入力して，新しくCKDの項目を作成する。そしてeGFRが60未満のときをCKDをYesとする・・・そうか，**Yesなら1**，**Noなら0**として入力すればいいですね。

そうです。新しく変数を作って入力しましょう。さて，Yes，Noで表されるものは0もしくは1で表して，これを**2値変数**とよぶよ。血圧のような連続した数値の変数を**連続変数**という。
さて，臨床研究の調査項目はどのような変数があるかな。

用語
2値変数
binary variable
連続変数
continuous variable

性別，年齢，喫煙，尿蛋白の有無，糖尿病の合併，高血圧の合併，心血管イベントの既往歴は，2値変数です。

年齢，身長，体重，BMI，血清クレアチニン値，eGFRは連続変数ですね。

そう。臨床研究では，これらの変数を試験の前後やいくつかの群間で統計学的に比較します。例えば前向きコホート研究でエンドポイントを生死とすると，2値変数を扱える解析を使用することになるね。エンドポイントの指標，比較方法，そして統計的な検討をあらかじめ踏まえて研究をデザインし，データを採取することが重要だよ。

はい。よくわかりました。

臨床研究 成功のヒケツ03

エンドポイント

　PE（I）COの話をしました。その際，Oはアウトカム（outcome）の頭文字であることを説明しました。アウトカムとは，ある事象を観察したときに最終的にみられるすべての結果を指す用語です。治療的介入あるいは危険因子への曝露の及ぼす影響を意味します。一方，似たような用語として，治療行為の有効性を示すための評価項目のことを**エンドポイント**とよびます。研究の目的である主要なエンドポイントを**プライマリーエンドポイント（primary endpoint）**とよび，副次的なエンドポイントを**セカンダリーエンドポイント（secondary endpoint）**とよびます。誰でも評価が一定なもの，生死，骨折の有無などを，**ハードなエンドポイント**，観察者によって評価が揺らぐ可能性のあるもの（疼痛の軽減など）を**ソフトなエンドポイント**とよびます。ハードなエンドポイントは評価の誤差が少ないですが，ソフトなエンドポイントでは誤差が出やすい傾向にあります。しかし，ソフトなエンドポイントでも，治療の前後の変化率を指標とすることや，観察者をトレーニングすることにより，観察者によるばらつきを減らすことができます。

いよいよ Excel への入力

それじゃ，箱ひげ先生に教わったやり方で入力してみよう。患者さんのリストは健康診断センターからもらってあるよ。個人が同定できないように患者さんの名前と病院の診察番号は入れないんだよね。

eGFR はどうしますか？

血清クレアチニン値，年齢，性別を入力して後で計算しよう。そのときに，CKD ステージも計算しよう。

え〜っ，計算ですか〜？

例えば，このセルに BMI を入れよう。BMI の計算式を入力すると自動的に計算される（**図6**）。ほら，自動的に計算されたでしょ。足し算は「＋」，引き算は「－」，掛け算は「＊」，割り算は「／」になり，べき乗は「＾」だよ。

あ，ほんとだ！なるほどね〜。では eGFR も同様にやって・・・
先生，eGFR の値自体は
　　　= 194 * G2^（− 1.094）* C2^（− 0.287）
で計算できるけど，男女の係数はどうすれば・・・？

ここは条件式を使えばいいよ。Excel には，IF 構文を使った条件式の関数があるからそれを使おう。もし男性なら，eGFR の値は H2 のままにして，女性なら，0.739 をかけるようにしよう（**図6**）。

男性を1
女性を0
としています

HとIのセル計算が同時に
できるならば，なおよい

このセルに女性の場合には係数をかけて
eGFRを計算する．以下の式を入力
＝If（B2＝1, H2, H2 ＊ 0.739）

	A	B	C	D	E	F	G	H	I
1	ID	性別	年齢	身長	体重	BMI	血清クレアチニン値 (mg/dL)	eGFR_pre	eGFR
2	1	0	23	173	81.7	27.3	1	78.9	58.3

図6　Excelでの計算例

このセルに以下の式を入力し，
BMIを計算する
＝E2／（D2／100）^2

このセルに以下の式を入力し，
男性としてのeGFRを計算する
＝194 ＊ G2^(-1.094) ＊ C2^(-0.287)

p値子

上手くいきました！これならいちいち計算しなくていいので簡単ですね！それじゃ，CKDのステージ分類はどうしますか？CKDのステージは，2つ以上に分ける必要がありますけど．

オッズ田

p値子先生，CKDのステージ分類ってどうなってる？

p値子

G1が90以上，G2が60以上90未満，G3aが45以上60未満，G3bが30以上45未満，G4が15以上30未満，G5は15未満です．

オッズ田

そうしたら・・・まず，eGFRが60未満であれば，CKDあり＝1，そうでなければ0としよう．新しくK列を挿入して作ればいいね．複雑になるけど，IFを使えばできるよ．次に，CKDをステージで分けよう．簡単にするために，G3aとG3bはまとめてステージ3としよう．このCKDステージのような変数を**カテゴリー変数**とよぶんだって．同様にJ列を作って，CKDステージを記入すればいいね（**図7**）．

p値子

先生，全部で何人ですか？

用語
カテゴリー変数
categorical variable

オッズ田

1467人。

p値子

えー！大変すぎます・・・

このセルに以下の式を入力
=IF（60＞I2, 1, 0）

	I	J	K
1	eGFR	CKD 有無	CKD ステージ
2	58.3	1	ステージ 3

図7　CKD の入力

オッズ田

電子カルテのデータを外部へ取り出せないからね。このデータ入力が一番大変なんだ。入力係の人を雇えればいいんだけど，そんな予算もないし・・・心が折れそうになるけど，頑張ろう・・・

p値子

は〜い。頑張りま〜す。

まとめよう！ 03

- ☑ **変数**の種類がわかる。
- ☑ **量的データ**と**質的データ**の違いがわかる。
- ☑ **尺度**を説明できる。
- ☑ Excel へデータを入力し，BMI などの**指標を計算**することができる。

挑戦しよう！ 03

　実際に，データを集めてください。そして，そのデータがどのような種類なのか考えて，Excel に入力してみましょう。カルテに記載されているデータをそのまま入力することもできますが，後の解析で手間取ることがしばしばあります。データ入力の際に，各変数について，①入力しやすいこと，②集計しやすいこと，③入力ミスが起きにくいことを考えて，入力する数値を選択します。このひと工夫が臨床研究のデータ入力を速やかに正確に行うコツです。こうして作成したデータセットの質が，解析結果につながります。

Ⅰ　オッズ田先生の横断研究編

4 基本統計量

目標
データセットができたので，解析を始めます。まず統計ソフトを選択しましょう。次に，データの特徴を把握します。

解析の強い味方・統計ソフト
~いろいろあるけれどどれを使う？~

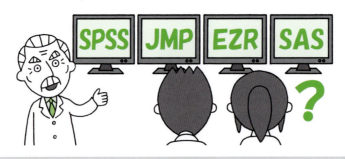

オッズ田：p値子先生，ようやくデータの入力が終わったね。お疲れさま！

p値子：すごく時間がかかりました。結局，箱ひげ先生にもお願いしてしまって・・・ありがとうございました。

箱ひげ：お疲れ様でした。それでは，早速，解析を始めてみましょう。統計のソフトは何か使ったことがあるかな？

オッズ田：大学の医局にあったソフトを使ったことがあります。自分では持ってません。

箱ひげ：それでは，いくつかのソフトを使ってみよう。統計ソフトはいくつも種類があるけど，**GUI**を使用しクリックするものと，プログラムするものに分類できます（図8）。

> 用語
> **GUI**
> graphical user interface

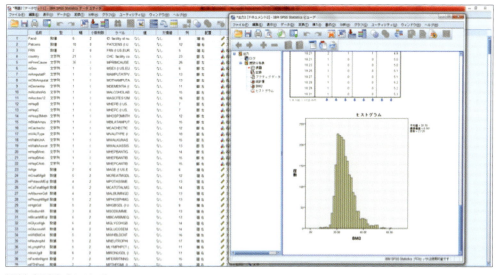

IBM SPSS Statistics

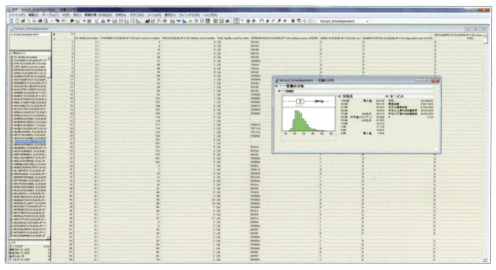

JMP

図8 統計ソフトの画面（次ページへつづく）

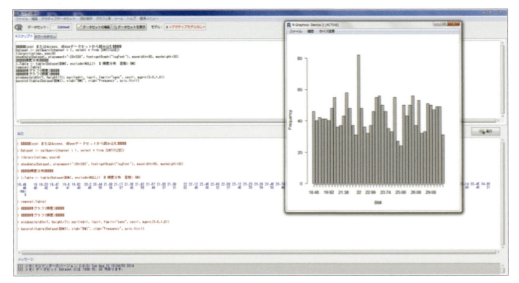

EZR

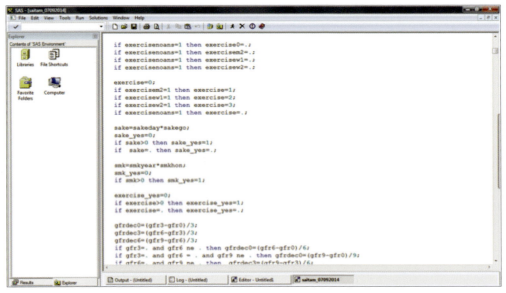

SAS

図8 統計ソフトの画面（つづき）

GUIを使用するソフトの代表的なものが，**IBM SPSS Statistics**と**JMP**。いずれも，データを読み込んで，クリックするだけで，基本的な統計処理を行うことができるんだ。使用方法の習得に時間がかからないので，初心者でも使いやすいと思う。
一方，プログラムを必要とするソフトには，**SAS**，**STATA**，**R**があります。ソフトの使用をマスターするまでは時間がかかるけど，自分のやりたい統計解析を自由に行うことができるメリットがあります。
そうだね，自動車で例えると，GUIのソフトはオートマチックトランスミッション，プログラムするソフトはマニュアルトランスミッションというところかな。

うわーっ，難しそう！プログラムは組んだことがないので，難しいのはちょっと…

用語

IBM SPSS Statistics
IBM (International Business Machines) Corporation

JMP
SAS Institute Japan 株式会社

SAS
SAS Institute Japan 株式会社

STATA
Stata Corp

初めてソフトを選ぶなら，どのような統計解析を行いたいのか，習得のしやすさ，価格，広く流通しているかどうかを考慮して購入するといいね。必要なときには，医局のPCにインストールしてあるので，それを使うという手もあるしね。
自分用に用意するのであれば，フリーウェアのソフトに「**R**」というのがあります。**R**は，さまざまなパッケージをインストールすることでいろいろな統計解析を行うことができるんだ。そのパッケージの「**EZR**」は使いやすいので，試してみようか。
じゃ，PCを用意してインストールしてごらん。

臨床研究 成功のヒケツ04
EZRのインストール

　EZR文献2, 3)は無料ソフトです。その開発は Bone Marrow Transplantation 48：452-458，2013. に紹介されています。多くの研究に使用されているソフトです。

　EZRのインストールに関しては，開発者の自治医科大学附属さいたま医療センター血液内科のホームページをご参照ください。

　http://www.jichi.ac.jp/saitama-sct/SaitamaHP.files/statmed.html

できました。

文献
2) 神田善伸：初心者でもすぐにできるフリー統計ソフト EZR（Easy R）で誰でも簡単統計解析．南江堂，東京，2014.
3) 神田善伸：EZRでやさしく学ぶ統計学（第2版）．中外医学社，東京，2015.

走らせてみて。このような画面になったかな（**図9**）。

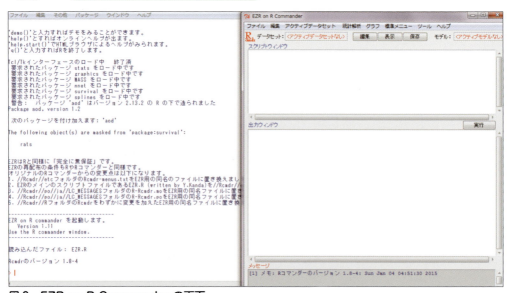

図9　EZR on R Commander の画面

はい，なりました。

「**EZR on R Commander**」と書いてある「**ファイル**」をクリック。次に「**データのインポート**」のなかにある，「**Excel, Access, dBaseのデータをインポート**」をクリックして，私たちの作ったデータをインポートしましょう。ここではファイル名を「kenshin」にしておくよ。

ちゃんとインポートできたかしら・・・データが入ったことを確認するにはどうしたらいいのでしょう？

「**表示**」をクリックしてみて。データが見えませんか？

見えました！えーっと，この「**スクリプトウィンドウ**」と「**出力ウィンドウ**」に表示されたものは何ですか？

「**スクリプトウィンドウ**」にはデータセットを表示するためのプログラム，「**出力ウィンドウ**」はその答えが出てくるよ。「**スクリプトウィンドウ**」にプログラムを書き込めば，解析を行うことができます。

データの特徴をつかもう

まず，全体のデータの傾向をつかんでみようか。**2値変数**と**連続変数**の項目があったね。まず2値変数を表にまとめてみましょう。例えば，男性は何%，糖尿病は何%といった具合にまとめるといいね。このとき，グラフも一緒に表示すると傾向がつかみやすくなるよ。まず，最も興味のあるCKDの有無を調べてみましょう。
「**名義変数の解析**」にある「**頻度分布**」をクリックするよ。変数のリストが出てくるので，「**CKD**」を選んで，「**OK**」を押す（**図10**）。「**出力**」には，頻度と%が表示されるはずだ。

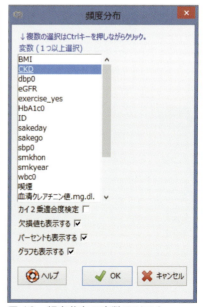
図10　頻度分布の変数のリスト

p値子: できました！「0」が1089人で74.2%，「1」が378人で25.8%と表示されています。

オッズ田: すると，CKDの患者さんが約26%含まれているってことですね。なるほど。棒グラフも表示されるのでよくわかりますね（**図11**）。
ほかの項目もやってみよう。

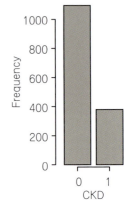

図11　頻度分布の表示（棒グラフ）

p値子: できました（**表5**）。

箱ひげ: それでは次に，連続変数の項目について調べてみるよ。連続変数としてBMIの分布がいいかな。
「**統計解析**」をクリックして，「**連続変数の解析**」のなかの「**連続変数の要約**」をクリックしよう。これも図示したほうがわかりやすいと思う（**図12**）。20～25の間に値が多く集中しているのがわかる。一方，上下には，上に3つの○と下に1つの○がある。これらを**外れ値**とよぶよ。入力ミスや特殊な症例のことがあるので，再確認が必要なんだ。下の値は，BMI13.3。電子カルテで確認してごらん。

項目	頻度（%）
男性	1044 (71.2)
CKD	378 (25.8)
CKDステージ 　ステージG1 　ステージG2 　ステージG3	 201 (13.7) 888 (60.5) 378 (25.8)
喫煙	484 (33.0)
尿蛋白の有無	103 (7.0)
糖尿病の合併	47 (3.2)
高血圧の合併	104 (7.1)
心血管イベントの既往歴	67 (4.6)

表5　患者背景1

オッズ田: あっ，その方のデータは，23.3でした。

箱ひげ: 修正しましょう。最も大きいBMIは38.4になってるけど，正しい？

オッズ田

それは・・・28.4ですね。修正します。

箱ひげ

同じように，ほかの項目についても外れ値を確認して，修正しましょう。

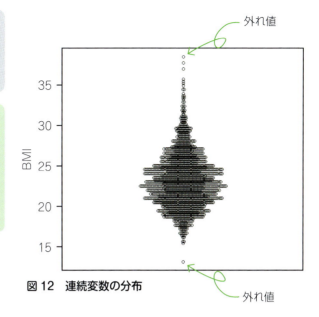

図12　連続変数の分布

基本統計量を求めよう

箱ひげ

それでは，変数の値をまとめようか。分布を表す代表的な値を**基本統計量**とよびます。どのようなものがあるか知ってるかな？

オッズ田

平均値ですか？

用語
平均値
mean

箱ひげ

そうだね。ほかには？

p値子

最も頻度の高い値が**最頻値**です。

そのとおり！ほかに，値を順番に並べて，小さいほうから25％の数値と75％の数値を求めたりもする。それぞれ**第1四分位数**，**第3四分位数**とよびます。50％が**中央値**だ。この考え方を応用すると任意の％の数値を表すことができるね。これを**パーセンタイル**というよ。
BMIについて調べてみよう。平均値は23.3，中央値23.1と出たね。

> **用語**
> 最頻値
> mode
> 第1四分位数
> first quartile（Q1）
> 第3四分位数
> third quartile（Q3）
> 中央値
> median
> パーセンタイル
> percentile

Q1は20.9，Q3は25.2ですね。

ほかに，最小値は15.6，最大値は35.4でした。

このように，基本統計量がわかると分布がわかりやすくなるね。「**グラフと表**」にある「**ヒストグラム**」をクリックして，BMIのヒストグラムを描いてみよう（**図13**）。左右対称に近い形になったね。左右対称の分布を**正規分布**とよぶ。最もよく使用される分布の一つだよ。

> **用語**
> 正規分布
> normal distribution

正規分布・・・名前は聞いたことはあるんですが・・・

身長や体重など連続した値の分布に相当し，釣鐘型の形をしてるよ。BMIの値のばらつきを表現する指標は知っているかな？

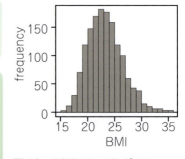

図13　BMIのヒストグラム

標準偏差です。

うん。**分散**もあるね。

あ〜それ！論文を読むときいつも混乱してしまうんです。

それでは，簡単に説明しよう。各値と平均値との差をまとめたものが，**分散**と**標準偏差**になるんだ。これをみてごらん（**図14**）。各値（X_i）と平均値（$\overline{X}$）の間の長さを**偏差**とよびます。この偏差を2乗して足し，人数（n）で割ったものが**分散**で，分散の平方根が**標準偏差**になるんだ。

> **用語**
> 標準偏差
> standard deviation
> 分散
> variance

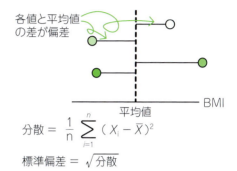

$$\text{分散} = \frac{1}{n}\sum_{i=1}^{n}(X_i - \overline{X})^2$$

$$\text{標準偏差} = \sqrt{\text{分散}}$$

図14 分散と標準偏差

なるほど。平均値が基準になるんですね。

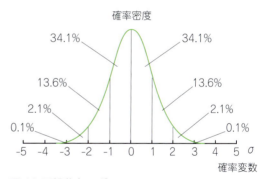

図15 正規分布のグラフ

平均値0，標準偏差1として，標準正規分布のグラフを作成した。X軸目盛は標準偏差（σ）の倍数を表す。図中の数字は，統計データが各区間に入る確率を示す。平均値や標準偏差が変わると，正規分布は中心が平均値へ移動し，幅が標準偏差に合わせて変わる。

平均値と**分散**で正規分布の形は決まるんだ。平均値 μ，分散 σ^2（標準偏差 σ）の正規分布は，$N(\mu, \sigma^2)$ で表すことができる。特に平均値0，標準偏差1の正規分布を標準正規分布とよんでいるよ（**図15**）。確率変数が正規分布するとき，平均 μ からのずれが $\pm 1\sigma$ 以下の範囲に含まれる確率は約68.3%，$\pm 2\sigma$ 以下だと約95.4%となるね。いろいろな統計手法の基礎となる分布です。

早速，習った平均値と標準偏差をまとめてみました（**表6**）。

項目	平均値 ± SD	中央値 (Q1, Q3)
年齢（歳）	40.1±9.9	41.4 (31.6, 48.3)
BMI (kg/m^2)	23.3±3.3	23.1 (20.9, 25.2)
eGFR (mL/分/1.73m^2)	71.2±16.4	67.9 (59.6, 79.5)

表6 患者背景2

早い！お疲れ様でした！

まとめよう! 04

- ☑ 統計ソフトを入手できた。
- ☑ ヒストグラムを書くことができる。
- ☑ 基本統計量にはどのようなものがあるか説明できる。
- ☑ 入手した統計ソフトで，基本統計量を解析できる。

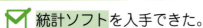

挑戦しよう！04

問題

ある腎臓内科へ通院中の患者のうち，喫煙者は123人，非喫煙者は456人でした。喫煙者の平均eGFRは34.5 mL/分/1.73m²，標準偏差8.7 mL/分/1.73m²，非喫煙者は45.6 mL/分/1.73m²，標準偏差9.8 mL/分/1.73m²でした。この腎臓内科の患者全体のeGFRの平均と標準偏差を求めてください。

ヒント 次の公式を参考にしてください。$\bar{x}$ は x の平均値です。

$$\sum_{i=1}^{n}(X_i - \bar{X})^2 = \sum_{i=1}^{n}X_i^2 - n\bar{X}^2$$

答え

まず，全体の平均値を求めます。

$$平均値 = \frac{34.5 \times 123 + 45.6 \times 456}{123 + 456} = 43.2 \text{ mL/分/1.73m}^2$$

ヒントの式を使うと，分散は以下のように求めることができます。

$$分散 = 標準偏差^2 = \frac{1}{n}\sum_{i=1}^{n}(X_i - \bar{X})^2 = \frac{1}{n}\sum_{i=1}^{n}X_i^2 - \bar{X}^2$$

つまり，喫煙者と非喫煙者の $\sum X_i$ を求めることで，全体の分散と標準偏差を求めることができます。

ここで，以下の式を使います。

$$\sum_{i=1}^{n}X_i^2 = n(\bar{X}^2 + 標準偏差^2)$$

すると，$\sum X_i$ は，喫煙者では155710.62，非喫煙者では991982.4となりました。
標準偏差は

$$標準偏差 = \sqrt{\frac{155710.62 + 991982.4}{123 + 456} - 43.2^2} = 10.8 \text{ mL/分/1.73m}^2$$

となりました。

5 仮説を立てる

I オッズ田先生の横断研究編

目標
検定を行うには，まず仮説を立て，その仮説について評価します。仮説の立て方と考え方を学びます。

じゃんけんの秘密を仮説であばく

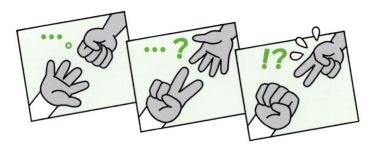

p値子: この間，じゃんけんをして，甥っ子と遊んだんですよ。そうしたら，この小学1年生の甥っ子がすごかったんです。

オッズ田: ん？どうすごかったの？

p値子: 勝ったらチョコレートをあげるってことでじゃんけんしたんですが，5回連続で勝っちゃったんです。

オッズ田: へー！何でそんなに勝てたのかな？偶然？

p値子: まったくの強運です・・・何かもっていると思います。

箱ひげ: 何を話しているの？なになに，じゃんけん？5回連続でじゃんけんで勝てる確率か・・・それでは計算してみようか。まったくの偶然に，1回勝つ確率はいくつかな？

p値子

$\frac{1}{3}$ です。

箱ひげ

うん，そうだね。では5連続勝てる確率は？

p値子

$(\frac{1}{3})^5$ で計算するんですよね。0.0041 です。

箱ひげ

そうなると非常にまれなことだといえるね。これは，「じゃんけんで5回連続勝つことは偶然である」という仮説に対する確率を求めているんだ。これが**帰無仮説**。一方，そうではないとする仮説，「じゃんけんで5回連続勝つことは偶然でない」という仮説が**対立仮説**だ。

オッズ田

帰無仮説とはどういう意味ですか？

> 用語
> 帰無仮説
> null hypothesis
> 対立仮説
> alternative hypothesis

箱ひげ

"ある仮説"が正しいかどうか判定するために立てられる仮説だよ。たいていは否定されることを期待して立てられるんだ。H_0 と書くこともある。**対立仮説**は H_1 とか H_a と書きます。もし，ランダム化比較試験で，風邪薬の新薬とプラセボを比較して，治療期間の平均が短くなるか評価するとしよう。このとき，帰無仮説を立てるとしたらどうなる？

オッズ田

「**風邪薬投与群とプラセボ投与群の平均治療期間は同じである**」でいいですか？

箱ひげ

うん，いいね！では，対立仮説は？

「風邪薬投与群とプラセボ投与群の平均治療期間は異なる」となります。

そのとおり！先ほどのじゃんけんの帰無仮説では，起きる確率が非常にまれであることがわかったね。帰無仮説が生じることが非常にまれであるか判定する基準を「**有意水準**」とよぶよ。この有意水準以下の確率で発生するなら，非常にまれに起こることと判断し，**帰無仮説を棄却**することになるんだ。有意水準はしばしば **0.05** が便宜的に設定されるよ。

すると，じゃんけんは 0.0041 で，帰無仮説は棄却されますね。

そうだね。対立仮説を採用するので，「じゃんけんで 5 回連続勝つことは偶然でない」ことになる。・・・何が原因で勝てたかわかりませんがね。

甥っ子には何か不思議な力があるんです。きっと。

p 値子先生，じゃ，僕とじゃんけんしてみよう。

じゃんけんぽん。じゃんけんぽん。じゃんけんぽん。

は〜い。3 回連続で僕が勝ったね。ふふふ・・・p 値子先生，じゃんけんのとき，出すかなり前からグーとかチョキとかの形に手がなっていることに気がついてる？それじゃあ相手が誰でも勝つよ。甥っ子さんは小さいのに気がついていたんだね。

あらっ，偶然じゃなかったんですね・・・

箱ひげ: ところで，帰無仮説の確率が0.05よりも大きかったとしたらどうかな？

オッズ田: 帰無仮説を採択して，「じゃんけんで5回連続勝つことは偶然である」といえると思います。

箱ひげ: はたしてそうかな？どのような場合が考えられると思う？

オッズ田: え〜っと・・・**①本当に対立仮説が誤っている場合**と，**②対立仮説は正しいがたまたま帰無仮説を棄却するには至らなかった場合**，2通り考えられると思います。とすると，「どちらとも言えない」ということでしょうか。

p値子: そっか。必ずしも，対立仮説を完全に否定できないわけですね！

箱ひげ: そういうこと！よくできました。

臨床研究 成功のヒケツ05

過誤

　仮説を**採択**や**棄却**する際には間違った判断をしてしまうことがあり，これを**過誤（error）**とよびます（**表7**）。過誤には2種類あります。

	帰無仮説を棄却しない	帰無仮説を棄却する
本当は帰無仮説が正しい	正しい	第1種の過誤
本当は対立仮説が正しい	第2種の過誤	正しい

表7　過誤の分類

　帰無仮説が実際には真であるのに棄却してしまう過誤を**第1種の過誤（type 1 error）**とよび，その確率を α で表します。

　H_0：風邪薬投与群とプラセボ投与群の平均治療期間は同じである
　H_1：風邪薬投与群とプラセボ投与群の平均治療期間は異なる

　風邪薬投与群とプラセボ投与群の平均治療期間に，本当は差が「ない」のに「ある」としてしまう誤りともいえます。一方，対立仮説が真であるのに，帰無仮説を棄却しない過誤を**第2種の過誤（type 2 error）**とよび，その確率を β で表します。**1-β** を計算してみましょう。これは，対立仮説が正しい場合に誤った帰無仮説を正しく棄却できる確率となり，**検出力（power）**とよばれています。帰無仮説を棄却できなかった場合，先に述べたように検出力が小さかったため，棄却できなかった可能性があります。このとき帰無仮説を棄却できないからといって，帰無仮説が正しいということにはなりません。サンプル数が大きいほど検出力が強くなる傾向があります。α と 1-β はサンプル数を計算する際に必要になります。

まとめよう！05

- ☑ 帰無仮説と対立仮説の違いを説明できる。
- ☑ 第1種の過誤と第2種の過誤について理解できた。

挑戦しよう！05

問題
以下の状況を表す言葉は何でしょうか？

1. ある腎臓病治療の新薬が開発され，実際に従来薬よりも，透析予防の効果があるとしましょう。コホート研究を行ったところ，新薬と従来薬に治療効果を認めませんでした。

2. ある降圧薬の新薬が開発されました。実際には従来の降圧薬と，降圧効果には差がありません。しかし，ある1施設が行った小規模観察研究では，従来薬よりも差があると報告されていました。

答え
1. 第2種の過誤　2. 第1種の過誤

6 Ⅰ オッズ田先生の横断研究編
平均値を比較しよう

> **目標**
> 仮説と検証を行うことが検定の定跡です。2群間で平均値を比較することで，検定の作法を学びます。

データの平均はどこにある？

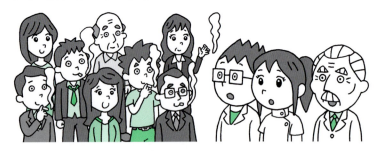

箱ひげ：それでは次にデータセットの解析を進めよう。私たちは，PECOでEとして喫煙を選んだんだったね。

p値子：Cは非喫煙としています。

箱ひげ：つまり喫煙の有無でCKDの発生が生じるかどうか調べることになるね。どのように比較すればいいと思う？

オッズ田：喫煙者と非喫煙者に分けて比較すればいいと思いますが・・・

箱ひげ：そうだね。比較する方法として何か知ってる？

オッズ田：**t 検定**ですか？

> **用語**
> t 検定
> t test

箱ひげ

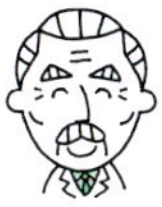

そうだね。***t* 検定**は最も有名な検定だ。実際によく使用するので，*t* 検定について詳しく説明しよう。この間説明した「帰無仮説」は，覚えているかな？

p値子

はい。じゃんけんでは帰無仮説を否定して，対立仮説を採択しました。

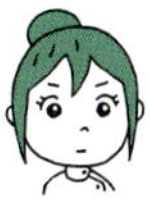

手順① 仮説を設定する
手順② 検定統計量を求める
手順③ 確率（*p* 値）を求める
手順④ 求めた確率が有意水準（0.05）未満か判定

↓

$p<0.05$ ならば，帰無仮説を棄却
$p \geqq 0.05$ ならば，帰無仮説を棄却できない

図 16　検定の流れ

箱ひげ

そうだったね。統計の検定は，この帰無仮説の方法を利用するんだ。検定の手順は，
① 仮説の設定をする
② **検定統計量**を求める
③ 確率（*p* 値）を求める
④ 判定する
の 4 段階です（**図 16**）。臨床研究で最もよく行われる比較は，平均値の 2 群間比較で，*t* 検定を行います。「**2 標本 *t* 検定**」を手順に沿ってみてみましょう。この方法は，「**独立 2 群の平均値の差の *t* 検定**」や「**Student の *t* 検定**」ともよばれるよ。
では，オッズ田先生，喫煙者と非喫煙者の BMI を比較するために，帰無仮説を立てるとどうなる？

オッズ田

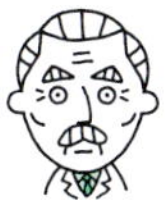

帰無仮説だから・・・「**喫煙者群の BMI の平均と非喫煙者群の BMI の平均は等しい**」となります。

p値子

そして，対立仮説は「**喫煙者群の BMI の平均と非喫煙者群の BMI の平均は等しくない**」ですね。

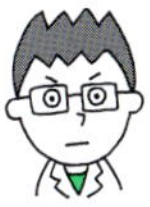

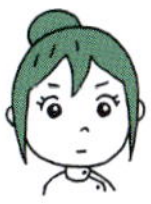

用語
検定統計量
test statistic
2 標本 *t* 検定
two sample *t* test
Student の *t* 検定
Student's *t* test

箱ひげ

そうだね。大切なのは，喫煙者も非喫煙者も同じ**母集団**から取り出された群である，と考えることです（**図 17**）。

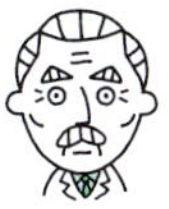

臨床研究 成功のヒケツ06
母集団

研究対象全体のことを**母集団（population）**とよびます。しかし，全体の調査はできないため，一部を選び出したうえで分析し，そこから母集団の状況を推測するという手法をとります。調査する集団は母集団の一部にあたり，**標本（sample）**とよびます。母集団の平均や分散を「母平均」や「母分散」のように「母」をつけてよびます。一方，標本の平均や分散を「標本平均」や「標本分散」のように「標本」をつけることもあります。

箱ひげ

では次に，検定統計量を求めてみよう。喫煙者と非喫煙者のBMIの平均値をそれぞれ求めると？

p値子

非喫煙者は平均値23.2，喫煙者は平均値23.5です。

箱ひげ

この平均値の差が0と有意に異なるかを検定することになるんだね。それでは，平均値の差を計算してください。

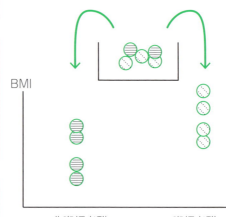

共通の箱（母集団）から喫煙者群と非喫煙者群を抽出したと考える

図17　2群間比較

p値子

0.3です。

箱ひげ

ここで，すこし面倒だけど，t値の計算をみてみよう（**図18**）。例えば，喫煙患者のBMIと喫煙患者群の平均値の差から**不偏分散**を求めると（u_a^2）となる。同様に，非喫煙者の不偏分散（u_b^2）を求めて，統合した不偏分散（u^2）を求める。その値から標準誤差を求め，平均値の差を割ると，t値が求められるんだ。

用語
不偏分散
unbiased variance

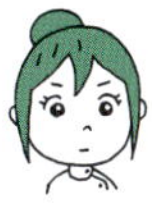

p値子: 不偏分散って・・・分散とは違うんですか？

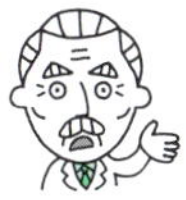

箱ひげ: 分子の部分は共通だけど，分散ではnで割ったのに対し，不偏分散ではn − 1で割ってるんだ。不偏分散は対象全体の分散（母分散）を推定しているんだよ。

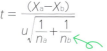

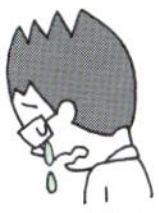

$$t = \frac{(X_a - X_b)}{u\sqrt{\frac{1}{n_a} + \frac{1}{n_b}}}$$

分母部分は標準誤差

ただし，

$$u = \sqrt{\frac{u_a^2(n_a - 1) + u_b^2(n_b - 1)}{(n_a + n_b - 2)}}$$

u_a^2 と u_b^2 はA群とB群の不偏分散
u^2 は統合した不偏分散

各対象のBMI

$$u_a^2 = \frac{\sum_{i=1}^{n_a}(BMI_i - A群のBMIの平均)^2}{(n_a - 1)}$$

オッズ田: うわーっ！計算を間違えそうです。

図18　t 値の計算
A群の平均値 X_a とB群の平均値 X_b の差 $X_a - X_b$ をその標準誤差で割って標準化した t 値は，自由度 $n_a + n_b - 2$ の t 分布になる（n_a はA群のサンプル数，n_b はB群のサンプル数）。

箱ひげ: ほんとだね。ここは理論の基本を覚えて，EZRに計算してもらいましょう。「**統計解析**」，「**連続変数の解析**」，「**2群間の平均値の比較**」をクリックして，「**目的変数**」として「**BMI**」をクリック。「**比較する群**」として「**喫煙**」をクリックする。「**対立仮説**」は「**両側**」，「**信頼水準**」は「**0.95**」，「**等分散と考えますか？**」は「**Yes**」とする。**t = 1.2371** と出たね。これをもとに検定するんだ。
次に**自由度**を求めるよ。自由度は，各群の人数−1を足したものだよ。

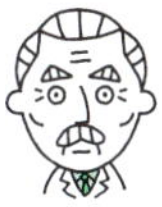

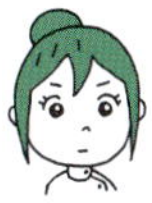

p値子: すると全体から2を引いた数ですから，1465となります。

用語
自由度
degree of freedom

臨床研究 成功のヒケツ07
自由度

ある標本モデルに対して，独立に寄与する標本の数のことです。2標本 t 検定では，A群のサンプル数− 1，B群のサンプル数− 1となるため，合計して全体のサンプル数− 2となります。検定によって，自由度の計算方法は異なります。

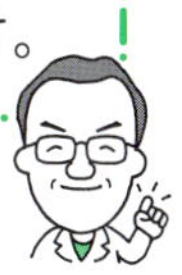

自由度1465，両側検定でp=0.05とします。t分布は正規分布に似た左右対称な形をしているよ。自由度が小さいと低くすそ野が広い形になるけど，自由度が大きくなるほど正規分布の形に近づくんだ。0.05の半分の0.025に対するt値（$t_{0.025}$）をt分布表から求め，t=1.2371と$t_{0.025}$を比較するよ（図19）。標本のt値が$t_{0.025}$よりも大きければ，p値は0.05よりも小さくなるので，帰無仮説は棄却される。

自由度と，それに対応したt分布表で値を求めると聞いたことがあります。自由度1465の$t_{0.025}$はどのようにして求めるんでしょうか？

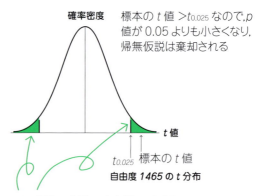

図19　t検定

t分布表が手元にないので，Excelの「T.INV.2T」に確率と自由度を入れて$t_{0.025}$を求めると・・・1.96になるね。このとき，T.INV.2T (0.05, 1465) と入力するんだ。1.96は1.2371よりも大きいので両側確率が0.05よりも大きく，帰無仮説は棄却されません。また，Excelでは，「T.DIST.2T」を使って，t値から確率を求めることもできるんだ。結果として，p=0.216となり，0.05よりも大きいことがわかりました。EZRの結果をみてみると同じ結果が表示されているよ。0.05よりも大きいことがわかり，帰無仮説は棄却されなかった。

それでは，EZRを使って，喫煙者群と非喫煙者群の平均値の2群間比較を年齢やeGFRについてやってみよう。

項目	非喫煙者	喫煙者	p値
年齢（歳）	39.8 ± 10.1	40.6 ± 9.7	0.11
BMI (kg/m^2)	23.2 ± 3.3	23.5 ± 3.1	0.22
eGFR (mL/分/1.73m^2)	72.0 ± 15.8	69.5 ± 17.5	0.0074

表8　非喫煙者と喫煙者の患者背景の比較

p値子: ここをクリックして・・・はい，できました（**表8**）。各群の年齢とBMIの平均値に有意差はありませんでしたが，eGFRの平均値には有意差がありました。

オッズ田: ということは，喫煙者群のほうが非喫煙者群よりも，eGFRが低いということがわかるんですね。

箱ひげ: そういうこと。ではほかの背景因子についても調べることにしよう。

臨床研究 成功のヒケツ08

両側検定（two-tailed test）

　帰無仮説が「A群の平均値とB群の平均値は等しい」，対立仮説を「A群の平均値とB群の平均値は等しくない」と設定する場合，A群とB群の平均値の大小関係を考えていません。このように，対立仮説が片方向だけでない場合に両側検定を行います。また，対立仮説を「A群の平均は，B群の平均よりも低い」とすることもできます。対立仮説が片方向だけで，大小関係を考慮する場合に片側検定（one-tailed test）を行います（**図20**）。

用語
両側検定
two-tailed test
片側検定
one-tailed test

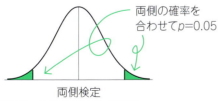
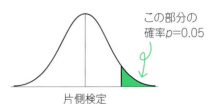

図20　両側検定と片側検定

臨床研究 成功のヒケツ09
2群の差の検定

2群の値を比較するには，母集団の特徴を十分吟味する必要があります．吟味するポイントは

① 2群間に対応があるのかないのか
② データは正規分布しているのか

という2点です．それによって使用する検定が異なります（**図21**）．対応があるというのは，ある治療薬を投与して，治療前後で各患者さんのデータを比較するような場合です．一方対応がないというのは，独立したA群とB群のデータを比較するような場合です．

> **用語**
> Wilcoxon の順位和検定
> Wilcoxon rank sum test
>
> Wilcoxon の符号付順位検定
> Wilcoxon signed-rank test

① 対応のない場合	② 対応のある場合
（A）正規分布が仮定できる場合 　（A-1）2群の分散が等しい場合・・・ 　　　　2標本 t 検定 　（A-2）2群の分散が等しくない場合・・・ 　　　　Welch の t 検定	（C）正規分布が仮定できる場合・・・ 　　1標本 t 検定
（B）正規分布が仮定できない場合・・・ 　　Wilcoxon の順位和検定	（D）正規分布が仮定できない場合・・・ 　　Wilcoxon の符号付順位検定

図21　2群の比較

まとめよう! 06

- ☑ 検定の手順が説明できる．
- ☑ 2標本 t 検定の帰無仮説を立てることができる．
- ☑ 2標本 t 検定の仕組みがわかる．
- ☑ 両側検定と片側検定の違いを説明できる．
- ☑ 2群の差の検定には何種類かあることがわかる．

挑戦しよう！06

問題①

内科の医師は，人数（n_1）20人で，平均体重（$\bar{X}_1$）は65kg，標準偏差（s_1）20kgでした。外科の医師は，人数（n_2）25人で，平均体重（$\bar{X}_2$）は70kg，標準偏差（s_2）は15kgでした。内科と外科の医師の平均体重の差は有意でしょうか？ただし，母集団の体重分布は正規分布で等分散とします。

問題②

ある新薬Aにはコレステロールを下げる効果があります。その効果を評価する介入研究に，10人が参加しました。治療開始時と半年後の結果は以下の通りでした。血清総コレステロール値は正規分布に従います。この薬Aは効果があったか検定しましょう。

ID	1	2	3	4	5	6	7	8	9	10
治療前 (mg/dL)	234	268	213	225	364	278	207	315	198	255
治療後 (mg/dL)	211	232	186	236	284	207	198	254	216	221

答え①

内科医師と外科医師の異なる個体でのデータのため，独立2群となります。2群の平均値を比べるため，2標本t検定を行います。常に外科医師のほうが内科医師よりも大きいとは限らないため，両側検定を行います。

内科医師の母平均をμ_1，外科をμ_2とすると，

> 帰無仮説：$\mu_1 = \mu_2$
> 対立仮説：$\mu_1 \neq \mu_2$

となります。不偏分散をu^2，u_1^2，u_2^2とします。

$$u^2 = \frac{(n_1 - 1)u_1^2 + (n_2 - 1)u_2^2}{n_1 + n_2 - 2} = \frac{n_1 s_1^2 + n_2 s_2^2}{n_1 + n_2 - 2} = 316.9$$

$$t = \frac{(\bar{X}_1 - \bar{X}_2)}{u\sqrt{\dfrac{1}{n_1} + \dfrac{1}{n_2}}} = -0.936$$

自由度 $= 20 + 25 - 2 = 43$

$t_{0.025}(43) = 2.017$より，$2.017 > 0.936$であり，帰無仮説は棄却されませんでした。従って，内科医師と外科医師の体重の差は有意ではありません。

答え②

治療の前後値を比較する状況は，臨床研究でしばしば遭遇します。このような場合は，「関連ある2群の差」を調べるため，「1標本 t 検定（one sample t test）」使います。「paired t test」ともよびます。この方法は，「2標本 t 検定」と異なり，治療前後の差を求めて，その平均値が0かどうかを検定します。

ID	1	2	3	4	5	6	7	8	9	10
治療前後の差（mg/dL）	23	36	27	-11	80	71	9	61	-18	34

平均 $\bar{X} = 31.2$

不偏分散 $u^2 = \dfrac{1}{n-1} \sum (X_i - \bar{X})^2$

不偏分散 $u^2 = 1073.7$

この差の母平均を μ とすると

帰無仮説：$\mu = 0$

対立仮説：$\mu > 0$

$$t = \dfrac{\bar{X} - 0}{u\sqrt{\dfrac{1}{n}}} = 3.01$$

本問題は，片側検定で行います。自由度は 10 − 1 = 9。

$t_{0.05}(9) = 1.833$ なので，$t > 1.833$ のため，帰無仮説は棄却され，この新薬 A は効果がありました。

7 比を比較しよう

Ⅰ オッズ田先生の横断研究編

目標

2群間で平均値の差を比較することを学びました。比較には差のほかに比もあります。ここでは比の比較を学びます。

オッズ田先生は2群間比較に興味をもつ

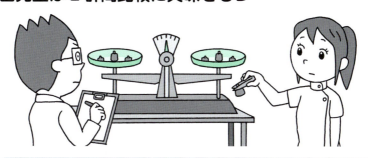

オッズ田：男女の割合や糖尿病の有無って，喫煙者群と非喫煙者群では差があるのかなぁ。どうやって調べたらいいんだろう？

箱ひげ：それじゃ，まず **2×2分割表** について説明するよ。臨床研究では，治療薬A投与群とプラセボ群で死亡率を比較することがよくあるよね。このような治療効果の2群間比較を表にまとめたものを2×2分割表とよぶよ（**図22**）。臨床研究ではこの表の作成と評価がポイントになるんだ。早速作ってみよう。今回は，喫煙者群と非喫煙者群で「糖尿病の合併」を比較してみよう。

用語

2×2分割表（two-by-two table）
「曝露群」・「非曝露群」×「疾患発症あり」・「なし」など，さまざまな2群間比較をこの表で行うことができる。

	疾患あり	疾患なし	合計
曝露因子あり	a	b	a+b
曝露因子なし	c	d	c+d
合計	a+c	b+d	N

図22　2×2分割表
曝露因子の有無と疾患の有無で2×2になっている。

オッズ田：できました！（**図23**）

	糖尿病あり	糖尿病なし	合計
喫煙者	18	466	484
非喫煙者	29	954	983
合計	47	1420	1467

図23　2×2分割表で「糖尿病の合併」を比較

じゃあ早速，疾患発生率を「曝露群」と「非曝露群」で比較してみよう。このような比較には，**カイ二乗独立性の検定**を使用します。

用語 ─
カイ二乗独立性の検定
chi-square of independence

この場合も仮説を立てるんですか？

そうだよ。オッズ田先生，チャレンジしてみる？

やってみます！帰無仮説は**「喫煙群と非喫煙群に糖尿病の合併率に差がない」**でいいんでしょうか？

そうだね。じゃあ，対立仮説は？

「喫煙群と非喫煙群に糖尿病の合併率に差がある」，かな？

うん，そうだね。喫煙と糖尿病の合併率は独立であるともいえるし，対立仮説は，喫煙と糖尿病の合併率は独立でないともいえるね。この検定のポイントは，**合計した値から予想される値（期待度数）と観測された値（観測度数）に違いがあるか**を調べることです。**図22**で考えてみよう。例えば「曝露因子あり」の患者さんの疾患あり群のなかでの割合を考えてみるよ。その割合は $\frac{(a+b)}{N}$，疾患あり群の患者数は $(a+c)$ なので，期待度数は $\frac{(a+c)(a+b)}{N}$ となるんだ。

p値子

計算してみると，このようになりますね（図24）。

観測度数	疾患あり	疾患なし	合計
曝露因子あり	a	b	a+b
曝露因子なし	c	d	c+d
合計	a+c	b+d	N

箱ひげ

そうだね。では，先ほど計算した喫煙と糖尿病の表（図23）でも計算してみよう。

期待度数	疾患あり	疾患なし
曝露因子あり	$Ea=\dfrac{(a+c)(a+b)}{N}$	$Eb=\dfrac{(b+d)(a+b)}{N}$
曝露因子なし	$Ec=\dfrac{(a+c)(c+d)}{N}$	$Ed=\dfrac{(b+d)(c+d)}{N}$

図24　観測度数と期待度数

オッズ田

えーと，こうかな（図25）。

	糖尿病あり	糖尿病なし
喫煙者	15.5	468.5
非喫煙者	31.5	951.5

図25　図23の期待度数

箱ひげ

次に，期待度数と観測度数を比較するよ。ここでは，少し式が複雑だけれど，各セルに対して

$$\frac{(観測度数-期待度数)^2}{期待度数}$$

という計算を行うんだ。

p値子

4個のセルに対して計算しました（図26）。

	糖尿病あり	糖尿病なし
喫煙者	0.401	0.013
非喫煙者	0.197	0.007

図26　期待度数と観測度数の比較

箱ひげ

この計算結果4個の合計はいくつ？

p値子

0.618になりました。

臨床研究 成功のヒケツ10

検定統計量・カイ二乗

　各期待度数が小さい場合，Fisherの正確確率検定を行います。また2×2分割表では検定統計量カイ二乗を補正することがあります（Yatesの補正）。

OK。この値が，今回の検定統計量 X² になるよ。この値をもとにいよいよ検定を行います。前回学んだ t 検定とやり方はほとんど一緒だよ。

カイ二乗分布が必要になりますか？

うん，そうだね。カイ二乗分布は，正規分布とは違ってやや左に山が偏った形になるのが特徴なんだ（**図27**）。自由度が大きくなるに従って，山が低くなる傾向にあるよ。この自由度は，先ほどの表の行列の数から，
　　　（行－1）×（列－1）
で計算できる。

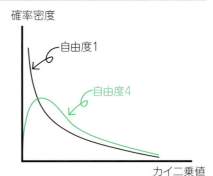
図27　自由度とカイ二乗分布

1 ですね。

そのとおり。それでは，t 検定と同じように，自由度1で，p=0.05 となるカイ二乗値を求めてみよう。CHISQ.INV.RT（確率，自由度）を入力します。今回は，片側検定だから，確率は 0.05 になるね。

約 3.84 です。この値は，0.618 よりも大きいみたい。

ということは，帰無仮説は棄却されないってことだ（**図28**）。

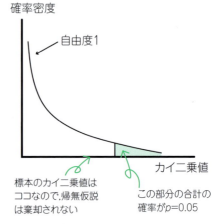

そうだね。ほかにも，0.618 のカイ二乗値から確率 p を求めることもできるよ。CHISQ.DIST.RT（カイ二乗値，自由度）を入力して p=0.43 となる。

図28　帰無仮説の棄却について

なるほど，p=0.05 に対するカイ二乗値と求めたカイ二乗値を比較する方法と，求めたカイ二乗値に対する p 値を求めて 0.05 と比較する方法があるんだ．先生，これは，t 検定と一緒ですね？

正解！どちらがよいかは，使う場面で異なるけれど，学会で発表する際には p 値を求められることもあるから，両方とも理解しておくほうがいいね．

わかりました．早速ほかの項目についても計算してみます．

できました（**表9**）．CKD 患者さんは，喫煙者群では 40.3%，非喫煙者群では 18.6% でした．有意差があったということになりますね．

項目	非喫煙者（983）	喫煙者（484）	p 値
男性	642 (65.3)	402 (83.1)	<0.0001
CKD	183 (18.6)	195 (40.3)	<0.0001
CKD ステージ 　ステージ G1 　ステージ G2 　ステージ G3	125 (12.7) 675 (68.7) 183 (18.6)	76 (15.7) 213 (44.0) 195 (40.3)	<0.0001
尿蛋白の有無	66 (6.7)	37 (7.6)	0.51
糖尿病の合併	29 (3.0)	18 (3.7)	0.43
高血圧の合併	96 (9.8)	8 (1.7)	<0.0001
心血管イベントの既往歴	33 (3.4)	34 (7.0)	0.002

表9　非喫煙者と喫煙者の患者背景の比較　　　　　　　　（　）内は各群内での％

これまで，傾向があるかどうかを％だけで判断していましたが，検定することで，はっきりさせることができました！

まとめよう！07

☑ 2×2 分割表を作成することができる。

☑ カイ二乗独立性の検定を説明できる。

挑戦しよう！07

問題

腎機能回復の新薬を開発しました。慢性腎不全患者200人を100人ずつ2群に分け，新薬あるいは既存薬を投与し，1年後両群の透析導入数を比較しました。新薬群では12人，既存薬群では23人が透析導入となりました。治療法で透析導入率に差があるでしょうか。

答え

帰無仮説は「新薬群と既存薬群で透析導入率に差がない」，対立仮説は「新薬群と既存薬群で透析導入率に差がある」となります。

	透析導入あり	透析導入なし	合計
新薬	12	88	100
既存薬	23	77	100
合計	35	165	200

検定統計量カイ二乗（χ^2）を求めます。

	透析導入あり	透析導入なし	合計
新薬	A	B	A + B
既存薬	C	D	C + D
合計	A + C	B + D	N

$$\chi^2 = \frac{(AD - BC)^2 N}{(A+B)(C+D)(A+C)(B+D)} = \frac{(12 \times 77 - 88 \times 23)^2 \times 200}{100 \times 100 \times 35 \times 165} = 4.19$$

自由度1，$p=0.05$ となるカイ二乗値は3.84なので，帰無仮説は棄却され，新薬群と既存薬群で透析導入率に差がありました。また，カイ二乗値4.19，自由度1として確率 p を求めると $p=0.041$ となり，同様の結果が得られました。

Ⅰ　オッズ田先生の横断研究編

オッズを求めよう

目標

比の比較を学びました。それを一歩進めてオッズについて学びます。

「そうである確率」って何だろう？

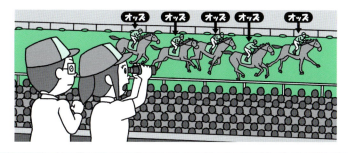

箱ひげ：少しずつ，喫煙者群と非喫煙者群に差があることがわかってきたね。

オッズ田：はい。CKDの患者さんは，喫煙者群に多い結果でした。喫煙者群のCKDの患者さんの割合は40.3％，非喫煙者群では18.6％だったので，約2倍以上でした。

箱ひげ：喫煙者のほうが，割合が高いことがはっきりしたね。それじゃあ今日は，臨床研究でしばしば使われる**オッズ**と**オッズ比**を勉強しよう。
「**オッズ**」という言葉を聞いたことは？

用語
オッズ
odds

オッズ比
odds ratio（OR）

p値子：は〜い。競馬で聞いたことがあります。

オッズ田：医学的に言うと，疾患が発症する可能性を発症しない可能性で割ったもの・・・ですよね。

061

箱ひげ

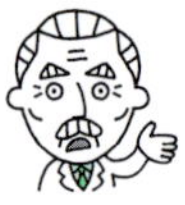

そのとおり。オッズは症例対照研究，横断研究やコホート研究でよく使用される指標です。オッズとは，あることがそうでない確率に対するそうである確率の比のこと。例えば，**成功する確率が失敗する確率の何倍であるか**を表し，オッズが3であれば成功する確率が失敗する確率の3倍であることを意味する。オッズは2×2分割表を用いて計算するよ。

p値子

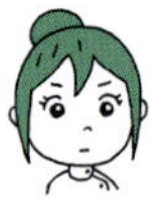

ここでも2×2分割表が出てくるんですね。

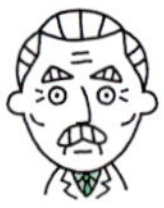

箱ひげ

2×2分割表は，臨床研究の基本中の基本。コホート研究では曝露群と非曝露群の疾患発生オッズを求め，それぞれ $\frac{A}{B}$ と $\frac{C}{D}$ となる（**図29**）。一方症例対照研究では，症例群での曝露された人数Aと曝露されていない人数Cから曝露オッズを求め，$\frac{A}{C}$ となる。対照群では同様に $\frac{B}{D}$ となるね（**図30**）。コホート研究は曝露因子から疾患発生を探索する方向で研究を進めるのに対し，症例対照研究は疾患の有無から曝露因子を探索する方向で研究をするという違いがあるよ。混乱しがちなところだ。

この向きで考える →

	疾患発症あり	疾患発症なし
曝露群	A	B
非曝露群	C	D

曝露群の発症オッズ $= \frac{A}{B}$

非曝露群の発症オッズ $= \frac{C}{D}$

オッズ比 $= \frac{\text{曝露群の発症オッズ}}{\text{非曝露群の発症オッズ}}$

$= \frac{AD}{BC}$

図29 コホート研究のオッズ

この向きで考える ↓

	症例群	対照群
曝露あり	A	B
曝露なし	C	D

症例群での曝露オッズ $= \frac{A}{C}$

対照群での曝露オッズ $= \frac{B}{D}$

オッズ比 $= \frac{\text{症例群での曝露オッズ}}{\text{対照群での曝露オッズ}}$

$= \frac{AD}{BC}$

図30 マッチングしていない症例対照研究のオッズ

オッズ田

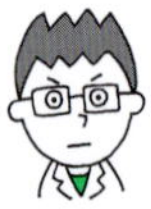

でも先生，僕たちの研究はどちらとも違う，横断研究ですよね。この場合はどう考えればいいですか？

研究のリサーチクエスチョンに戻って考えよう。

「職場健康診断受診者では，喫煙者群は非喫煙者群よりもCKDに罹患しているか」ということでした。つまり，喫煙が原因でCKDに罹患しているのかということです。

そうか！すると，喫煙者群でのCKD罹患オッズと非喫煙者群でのCKD罹患オッズを求めればいいのか！

鋭い！それでは**図29**を参考に計算してみてごらん。

	CKDあり	CKDなし
喫煙者	195	289
非喫煙者	183	800

まとめました。オッズ比は，たすき掛けの計算になるので，2.95になりました（**図31**）。

喫煙者群のCKD罹患オッズ
$= \dfrac{195}{289} = 0.675$

非喫煙者群のCKD罹患オッズ
$= \dfrac{183}{800} = 0.229$

オッズ比 $= \dfrac{AD}{BC} = 2.95$

図31　喫煙者群と非喫煙者群のCKD罹患オッズ比

オッズ比は，1から離れれば離れるほど，要因と疾患の関係は強くなることを意味するよ。

すると，この場合は，喫煙とCKD罹患の関係は強い，ということが示唆されるわけですね。

なるほど，わかりました。

> **まとめよう！08**
>
> ☑ オッズの説明をすることができる。
>
> ☑ 研究デザインによってオッズを使い分けることができる。
>
> ☑ オッズ比の計算をすることができる。

挑戦しよう！08

問題①

透析導入の危険因子を調べるため，症例対照研究を行いました。ただしマッチングは行っていません。喫煙者は，透析患者（症例群）100人中23人，対照群では200人中34人でした。
1. 症例群での喫煙の曝露オッズを求めてください。
2. 対照群での喫煙の曝露オッズを求めてください。
3. オッズ比を求めてください。

問題②

透析導入の危険因子を調べるため，症例対照研究を行いました。マッチングを行っています。喫煙者は，透析患者（症例群）200人中110人，対照群では200人中75人でした。症例と対照がともに曝露されていたペアは40組，曝露されていなかったペアは55組でした。オッズ比を求めてください。

答え①

次のように表にまとめます。

	症例群（透析あり）	対照（透析なし）	合計
喫煙あり	23	34	57
喫煙なし	77	166	243
合計	100	200	300

1. 症例群の曝露オッズ $= \dfrac{23}{77} = 0.299$

2. 対照群の曝露オッズ $= \dfrac{34}{166} = 0.205$

3. オッズ比 $= \dfrac{0.299}{0.205} = 1.46$

答え②

マッチングした症例対照研究では，ペアの数をまとめます。

		対照群		
		曝露あり	曝露なし	合計
症例群	曝露あり	A	B	A + B
	曝露なし	C	D	C + D
	合計	A + C	B + D	A + B + C + D

マッチングした症例対照研究では，曝露状況の違うペアの比をとることで推定されます。

$$オッズ比 = \frac{B}{C}$$

となります。

本問題では以下のようにまとめられます。

		対照群		
		喫煙あり	喫煙なし	合計
症例群	喫煙あり	40	70	110
	喫煙なし	35	55	90
	合計	75	125	200

$$オッズ比 = \frac{70}{35} = 2$$

となりました。

Ⅰ　オッズ田先生の横断研究編

9 信頼区間を推定しよう

目標

平均値などの値には誤差がつきものです。信頼区間の推定について学びます。

信頼できるのはどこからどこまで？

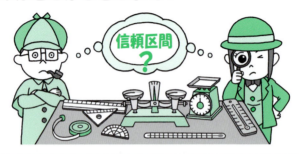

オッズ田先生，私たちのデータではeGFRとかの平均値を出しましたよね。

うん。平均値と標準偏差を計算したよね。

この値は，40歳代の働いている人のeGFRの平均値として，正確な値なのかなーって疑問を感じてしまって・・・

えっ！間違ってるってこと？

いいえ，そうじゃなくって・・・外来で診療するときに，働いている人のeGFRの全国共通の平均値も知っておきたいと思って。

なるほど。健康診断を当院で受ける人の傾向を知るって大切なことだよね。重点的にチェックできるからね。箱ひげ先生に平均値とその誤差の計算についても教えてもらおう。

eGFRの平均値を正確に知りたいんだね？では，私たちのデータを使って平均値を**推定**してみようか。

検定とは違うのですか？

検定は帰無仮説の確率を求めて，0.05よりも小さいかどうか判定したよね。**推定**は，母集団の平均値を求めるんだ。

えぇ〜，混乱してきちゃいました。

よくわからない分布の連続値をとる検査項目Xがあったとするよ。もしその平均値を知るために大規模な検査を行ったとしても，その調査はどうしても偏りがあるので，真の平均値（母平均）とはいえないんだ。そこで統計的「**推定**」を行い，母平均が存在していると思われる区間を求めることになる。

それには，母集団の分散も必要になりますね。

そうだね。不偏分散は t 検定ですでに計算したことがあるはずだ。あの不偏分散は，母分散の推定値になっていたことを覚えてる？

はい，覚えています。どのようにすればいいんでしょうか？

手順は，まず検査項目Xを何回か検査してデータを集める。そして得られたXの平均値（標本平均）を求めて，母平均の推定値とする。このように母集団に関する値をある1つの値で推定する方法を**点推定**というんだ。

オッズ田：これは調査した平均値を使うということですね。

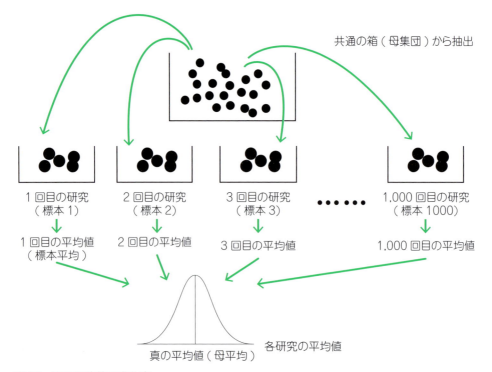

図32　真の平均値の求め方

箱ひげ：そのとおり。ここで知っておいたほうがいい定理があるよ。「**中心極限定理**」だ。母集団の分布がどんな分布であっても，標本平均の分布は正規分布になる。つまり，得られた平均値から母平均を推定することができるんだ。
大きな箱があったとして，そこに40歳代前後の人すべてが入っていたとする（母集団）（**図32**）。そこから1,000人程度ずつ集めてきて，eGFRの平均値を求める。同じような研究を1,000回行ったとすると，平均値が1,000回分集まるね。この各平均値のヒストグラムを書くと，正規分布となるんだ。母平均を含む区間を推定することを**区間推定**とよぶんだよ。

用語
点推定
point estimation
中心極限定理
central limit theorem
区間推定
interval estimate

正規分布になることを考えると・・・区間推定を行うにはばらつきが必要になりますね。

そうだね。範囲を求めるときの式は，このようになるよ（**図33**）。この分類では，母分散を知っているか，サンプル数が多いか少ないかで場合分けされているんだ。

① 分散σ^2が既知のとき

$$\bar{X} - Z_{0.025}\sqrt{\frac{\sigma^2}{n}} < \mu < \bar{X} + Z_{0.025}\sqrt{\frac{\sigma^2}{n}}$$

② 分散σ^2が未知で，サンプル数が多いとき

$$\bar{X} - Z_{0.025}\sqrt{\frac{u^2}{n}} < \mu < \bar{X} + Z_{0.025}\sqrt{\frac{u^2}{n}}$$

③ 分散σ^2が未知で，サンプル数が少ないとき

$$\bar{X} - t_{0.025}\sqrt{\frac{u^2}{n}} < \mu < \bar{X} + t_{0.025}\sqrt{\frac{u^2}{n}} \quad (tの自由度はn-1)$$

Xの平均値 $= \bar{X}$

真の平均値 $= \mu$

サンプル数 $= n$

不偏分散 $u^2 = \dfrac{1}{n-1}\sum_{i=1}^{n}(X_i - \bar{X})^2$

図33　区間推定の実際

私たちのデータは1,000人以上あるので，分散が未知でサンプル数が多いとき（大標本）ですね。なので**図33**の②の場合になります。

早速計算してごらん。不偏分散をサンプル数で割って，平方根を求めると，**標準誤差**になるよ。大標本なのでZを使います。
Zは初めて出てきたけど，t検定のときに$t_{0.025}$を求めたことを覚えてる？同じように，正規分布の確率を使って計算するんだ。ExcelにNORM.S.INV（0.975）と入力すると1.96と出てくるね。

求めた不偏分散の値を入れると，真の平均値の範囲が求まりました。
70.3 mL/分/1.73m² 〜 72.0 mL/分/1.73m² です。

これが母平均の95% **信頼区間**になるんだ。

―― 用語 ――
標準誤差
standard error（SE）

信頼区間
confidence interval

この区間に95%の確率で母平均が入るんですね。

う〜ん。正しいようで，少し違うね。母平均は私たち人間の知らない真の値で変動することはないけど，私たちが推定する推定値は調査のたびに変動する。つまり，真の値は動かないので，繰り返し調査しても100回中95回は真の値が信頼区間内にある，ということを **95%信頼区間** は表しているんだ。

何回かは信頼区間が母平均をつかまえられていないということですか？

そういうことだね。それでは，ほかの信頼区間も求めてみよう。

オッズ比の95%を求めよう

オッズ比を求めたので，その95%信頼区間を求めよう。やり方は，オッズ比の自然対数は正規分布することが知られているので，ln（OR）を使うんだよ。

標準誤差はこのln（OR）の標準誤差を使うんですね。

そう。まずln（OR）の信頼区間を求めて，次に底がネイピア数の指数を求めます。

底がネイピア数の指数って？

ネイピア数は e と書いて，2.718・・・の定数だよ。その何乗ということ。

そうか〜，高校生のときに習ったアレですね。

そう，アレです。標準誤差の計算は簡単で，各セルの数の逆数の和の平方根で求まる（図34）。その値をもとに，信頼区間を計算しよう。

	疾患発症あり	疾患発症なし
曝露群	A	B
非曝露群	C	D

$\ln(\mathrm{OR})$ の標準誤差 $(\mathrm{SE}) = \sqrt{\dfrac{1}{A} + \dfrac{1}{B} + \dfrac{1}{C} + \dfrac{1}{D}}$ $\ln(\mathrm{OR}) = $ オッズ比の自然対数

$\ln(\mathrm{OR})$ の 95% 信頼区間　　$\ln(\mathrm{OR}) - 1.96\mathrm{SE}$　から　$\ln(\mathrm{OR}) + 1.96\mathrm{SE}$

OR の 95% 信頼区間　　$\mathrm{EXP}\{\ln(\mathrm{OR}) - 1.96\mathrm{SE}\}$　から　$\mathrm{EXP}\{\ln(\mathrm{OR}) + 1.96\mathrm{SE}\}$

図34　コホート研究のオッズ

計算すると，オッズ比の 95% 信頼区間は，2.32 から 3.74 になりました（図35）。

	CKD あり	CKD なし
喫煙者	195	289
非喫煙者	183	800

オッズ比 $(\mathrm{OR}) = \dfrac{195 * 800}{183 * 289} = 2.95$

$\ln(\mathrm{OR}) = \ln(2.95) = 1.08$

$\ln(\mathrm{OR})$ の標準誤差 $(\mathrm{SE}) = \sqrt{\dfrac{1}{195} + \dfrac{1}{289} + \dfrac{1}{183} + \dfrac{1}{800}}$
$= 0.12$

$\ln(\mathrm{OR})$ の 95% 信頼区間　　0.84　から　1.32
OR の 95% 信頼区間　　2.32　から　3.74

図35　オッズ比の 95% 信頼区間

オッズ田：よく論文でみる結果はこうして求められるんですね！

箱ひげ：そう，論文では多くの場合，95%信頼区間も必要になる．なぜ必要かというと，このオッズ比が「喫煙とCKD罹患はどの程度関係しているか」を示しているから．オッズ比が1の場合はどう解釈する？

オッズ田：「関係ないこと」になります．

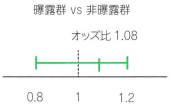

箱ひげ：すると，オッズ比の95%信頼区間が1をまたがった場合の解釈は？（**図36**）

図36　1をまたぐ場合

オッズ田：「喫煙とCKD罹患は関係しているとはいえない」ことになります．

p値子：そうすると，私たちの結果は，1をまたがっていないので，「喫煙とCKDの罹患は関係している」といえますね（**図37**）．

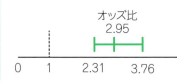

図37　1をまたがない場合

箱ひげ：そのとおり．論文を読むときには，オッズ比をみるだけじゃなく，信頼区間にも注意しよう．

オッズ田・p値子：はーい！

まとめよう！09

- ☑ 点推定と区間推定を説明できる。
- ☑ 中心極限定理がわかる。
- ☑ 平均値の95%信頼区間を推定することができる。
- ☑ 95%信頼区間を説明できる。
- ☑ オッズ比の95%信頼区間を求めることができる。
- ☑ オッズ比の95%信頼区間を解釈することができる。

挑戦しよう！09

P.64 8章の問題の続きです。

問題①

透析導入の危険因子を調べるため，症例対照研究を行いました。ただしマッチングは行っていません。喫煙者は，透析患者（症例群）100人中23人，対照群では200人中34人でした。オッズ比の95%信頼区間を求めてください。

問題②

透析導入の危険因子を調べるため，症例対照研究を行いました。マッチングを行っています。喫煙者は，透析患者（症例群）200人中110人，対照群では200人中75人でした。症例と対照がともに曝露されていたペアは40組，曝露されていなかったペアは55組でした。

答え①

勉強した公式を使います。

	症例群	対照
曝露あり	A	B
曝露なし	C	D

オッズ比の95%信頼区間は以下となります。

$$\mathrm{EXP}\left\{ \ln(\mathrm{OR}) - 1.96\sqrt{\frac{1}{A}+\frac{1}{B}+\frac{1}{C}+\frac{1}{D}} \right\} \sim \mathrm{EXP}\left\{ \ln(\mathrm{OR}) + 1.96\sqrt{\frac{1}{A}+\frac{1}{B}+\frac{1}{C}+\frac{1}{D}} \right\}$$

	症例群（透析あり）	対照（透析なし）	合計
喫煙あり	23	34	57
喫煙なし	77	166	243
合計	100	200	300

オッズ比 は 1.46 でした。

式に代入すると，95% 信頼区間は 0.81 から 2.64 となりました。

答え②

　マッチングした症例対照研究のオッズ比の95%信頼区間求めるためには，次の表を使います。

		対照群		
		曝露あり	曝露なし	合計
症例群	曝露あり	A	B	A + B
	曝露なし	C	D	C + D
	合計	A + C	B + D	A + B + C + D

$$\text{オッズ比} = \frac{B}{C}$$

オッズ比の95%信頼区間は，

$$\mathrm{EXP}\left\{ \ln(\mathrm{OR}) - 1.96\sqrt{\frac{1}{B}+\frac{1}{C}} \right\} \sim \mathrm{EXP}\left\{ \ln(\mathrm{OR}) + 1.96\sqrt{\frac{1}{B}+\frac{1}{C}} \right\}$$

となります。

本問題のデータは次のようにまとめられます。

		対照群		
		喫煙あり	喫煙なし	合計
症例群	喫煙あり	40	70	110
	喫煙なし	35	55	90
	合計	75	125	200

式に代入すると，95% 信頼区間は 1.33 から 3.00 となりました。

10 関係性をみてみよう

I オッズ田先生の横断研究編

目標

変数間の関係性の代表は相関関係です。最もよく目にする手法の1つです。

相関関係を評価しよう

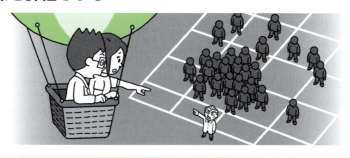

p値子:
2群間の比較についてはわかってきました。変数の間の関係についてはどのように調べたらいいでしょう？

箱ひげ:
相関関係が基本的なので，まずはそれを調べてみよう。まず，eGFRとBMIの散布図を描くよ。EZRの「**グラフと図**」の「**散布図**」をクリック。Y軸を**eGFR**，X軸を**BMI**とするんだ。

p値子:
できました。各点が各人を表しているんですね（**図38**）。

箱ひげ:
そうだね。この図から何か関係性が読み取れるかな？

オッズ田:
う〜ん，点がごちゃごちゃしているだけのような気がしますが・・・

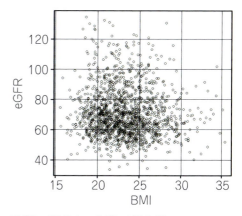

図38 BMIとeGFRの散布図

それでは，相関関係を調べてみようか。2つの変数間の直線的な関係を相関関係といいます。一つの変数が増加すると他方の変数も増加するなら正の相関，逆に減少するなら負の相関となる。
次に相関関係の強さを評価してみよう。最もよく使われる指標に，**Pearson（ピアソン）の積率相関係数**があるよ。この係数は，2つの変数の直線的な関係を表す指標で，それぞれ正規分布することを前提としているんだ。
実際に計算してみようか（**図39**）。大変なので，EZR に任せましょう。「**連続変数の解析**」にある「**相関係数の検定**」をクリックして，eGFR と BMI を選んでごらん。

先生，相関係数は －0.0757 と表示されてます。係数は負の値です。

> **用語**
> **Pearson（ピアソン）の積率相関係数**
> Pearson product-moment correlation coefficient (r)

p 値はいくつ？

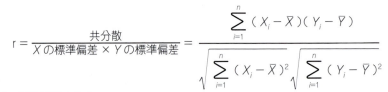

図39 相関係数の検定
x の平均値 = $\bar{X}$，y の平均値 = $\bar{Y}$，サンプル数 = n　$-1 \leq r \leq 1$。

0.0037 です。これは何か仮説を検定しているんでしょうか？

何かわかるかな？ヒントは，相関係数に関係したことだよ。

帰無仮説は，「eGFR と BMI に相関関係がない」・・・かな？

箱ひげ:まさにそのとおり！「相関係数＝0」というように言い換えることもできるね。

オッズ田:すると，求めた相関係数は有意ということですね！

箱ひげ:そうだね。相関関係が有意でないからといって，2つの変数にまったく関係がないとはいえない。例えばV字型をしている場合は，直線的な相関関係はないけど，何らかの関係はある（図40）。このような関係性を探すために，初めに散布図を描いたんだよ。

p値子:先生，この相関係数は値がすごく小さい気がするんですが・・・

箱ひげ:鋭いポイントを突いたね。この相関係数の絶対値が1に近くなるにしたがって，相関関係が強いことを意味するんだ。

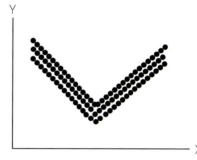

図40　相関関係ではない関係性

オッズ田:「BMIが上がるとeGFRが低下する」といってもよい，ということですか？

箱ひげ:計算式をみてわかるように，相関係数は，BMIとeGFRを入れ替えても同じ結果になるんだ。だから，どちらが原因で結果であるかはいえない。逆に「eGFRが低下するとBMIが上がる」ともいえる。相関関係だけでは因果論を語れないので，決定できないんだ。このあたりが，横断研究の限界！因果関係を明らかにするには時間的経過を追う必要があるということだね。

オッズ田・p値子:納得です！

まとめよう！10

☑ 相関関係について説明できる。

☑ Pearson の積率相関係数の計算方法と検定結果がわかる。

挑戦しよう！10

問題

10人の身長と体重を測定したところ，以下の結果となりました。散布図を描き，Pearson の積率相関係数を Excel を使って求めましょう。

身長 (cm)	169	156	167	170	157	179	157	162	155	177
体重 (kg)	72	58	60	68	56	72	48	75	57	75

答え

Excel に入力して，散布図を指定すると以下の図が描けました。

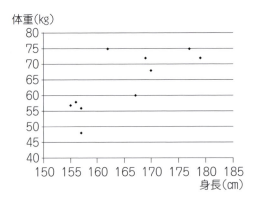

Excel では，CORREL（配列1, 配列2）あるいは PEARSON（配列1, 配列2）で相関係数が求められます。配列1に身長，配列2に体重を入力します。相関係数は，0.758 となります。

11 関係を数式化しよう

Ⅰ　オッズ田先生の横断研究編

目標
変数間の関係性のもう1つの代表は回帰分析です。相関関係と同じく直線性の関係を調べます。

データをもっと見える形にするには？

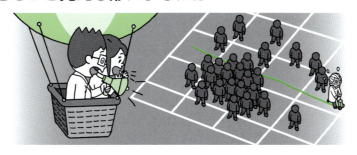

オッズ田：箱ひげ先生，論文に「**回帰分析**を行って・・・」というように書かれていますが，これは相関関係と同じと考えていいんですか？

箱ひげ：残念，ちがいます。それじゃあ「相関」がわかったところで，「**回帰分析**」について考えてみよう。「回帰分析」は，一言で言うと「**定量的な関係のモデル**」なんだ。

オッズ田：「定量的な関係のモデル」ということは・・・eGFRとBMIの関係を数式化することでしょうか？

箱ひげ：そういうこと。BMIが上がるとどの程度eGFRが変化するかを評価することもできるよ。

オッズ田：BMIとeGFRの関係がわかれば・・・外来でダイエットなどの効果を説明する際に役立ちますね！

そうだね。関係のモデルが正確であるほど臨床で役に立つことが多いね。

さて，その代表的な方法が**回帰分析**だ。XとYの変数があるとき，YをXで表す回帰方程式を求めることを目的としています。主役のYを**従属変数**や目的変数とよび，脇役のXを**独立変数**や説明変数とよびます。また，YとXに直線の関係がある場合，つまり，YがXの線形関数であることを**線形回帰**というよ。Xが1つの場合を**単回帰分析**，2つ以上を**重回帰分析**というんだ。

用語
回帰分析　regression analysis
従属変数　dependent variable
独立変数　independent variable
線形回帰　linear regression
単回帰分析　simple regression analysis
重回帰分析　multiple regression analysis

重回帰・・・言葉は聞いたことあるんですけど・・・どうやって実際に分析を行うんでしょう？

YとXの一次関数を求めるんだよ。学生時代に習ったよね。これを回帰直線とよびます（**図41**）。3人の患者に対してXとYのデータを採取したとする。XとYは線形関係にあり，回帰直線の式を$y = \beta_0 + \beta_1 x$としよう。求める回帰直線上に各データは必ずしもあるわけではないので，各データと直線が最も近いように直線を描くんだ。Y_1の値は，X_1を回帰直線の式に代入して得られる予測値とずれているから，その差をd_1とする。同様に，(X_2, Y_2)，(X_3, Y_3)に対する差がd_2, d_3。ここで，d_iはそれぞれ正と負の値をとるから，誤差d_i^2の和を考えて，その最少となるβ_0とβ_1を求めれば，回帰直線の式が求まるよ。この方法を**最小二乗法**とよぶんだよ。

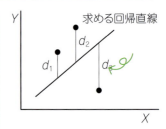

図41　最小二乗法

用語
最小二乗法　least squares method

平均値との距離の二乗の和を使うところがポイントですね。そういえば分散もそうでした！

よく気がついたね。この**最小二乗法**はいろいろなところで応用されている方法なので，覚えておきましょう。

さて，回帰分析には前提条件があるんだ。これについてもきちんとおさえておこう。母集団での回帰式を**母回帰方程式**とよび，β_1 を**母回帰係数**とよびます。式はこんな具合。ε_i は互いに独立で同一の正規分布に従う誤差変量です。

$$Y_i = \beta_0 + \beta_1 X_i + \varepsilon_i \quad (i=1, 2, \cdots, n) \cdots ①$$

では，実際の数値を入れて式を求め，

$$Y = \hat{\beta}_0 + \hat{\beta}_1 X \cdots ②$$

となったとする。$\hat{\beta}$ はデータから求めた値を表している。この式を**標本回帰方程式**，$\hat{\beta}_1$ を**標本回帰係数**とよびます。実際のデータ X_i を式②に代入して，得られた推定値と実際のデータの差を**回帰残差**とよぶんだ。

なるほど，こういう式で求めるんですね。

では，実際に EZR を使って，eGFR と BMI のデータで**標本回帰方程式**を求めてみよう。「**統計解析**」にある「**連続変数の解析**」から「**線形回帰**」を選んで・・・（**図42**）。

目的変数は eGFR，説明変数は BMI ですね。

それぞれクリックして，「**OK**」を押しましょう。結果が出たかな？ 係数をみる前に，求めたモデルがそもそも成立しているか確認しましょう。結果の一番下の **F 統計量**の p 値はどう？

用語

母回帰方程式
population regression equation

母回帰係数
population regression coefficient

標本回帰方程式
sample regression equation

標本回帰係数
sample regression coefficient

回帰残差
residual

F 統計量
F statistic

え〜っと，0.003719になってます。

これは，「切片以外の独立変数の係数は0である」つまり「モデルは成立しない」という帰無仮説に対する，検定結果だから・・・？

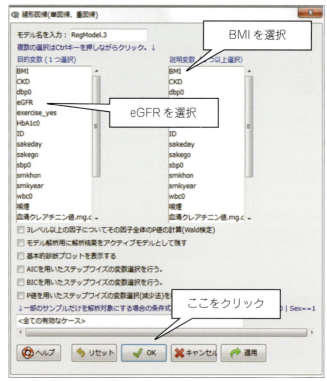

図42　線形回帰の画面

棄却されたので，「係数は0ではない」「モデルは成立する」ということですね。

そのとおり。次に，モデルがどの程度当てはまっているか検討してみよう。その指標として，**決定係数**があります。R^2は，説明変数が目的変数のどれくらいを説明できるかを表す値で，R^2が1に近づけば近づくほど回帰直線の当てはまりがよいことを表します。だけど，独立変数の個数がデータの個数に近いとき，決定係数が実態以上によくなりすぎることがあるんだ。そのような場合には，自由度を考慮した，**自由度調整済み決定係数**を使用します。
このEZRの結果はどうかな？

R^2は0.00573, adjusted R^2は0.005052でした。

> **用語**
> 決定係数
> coefficient of determination (R^2)
> 自由度調整済み決定係数
> adjusted R^2

それでは,先ほど求めた相関係数は・・・「−0.0757」だったね。この二乗を計算してください。

え〜っと,0.00573です。あ!相関係数の二乗になってる!

そういうこと。では,求めた回帰方程式をみてみましょう。

式の結果は出ています(**図43**)。
　　　eGFR= 80.09 − 0.38 BMI・・・③
になりました。

	回帰係数推定値	標準誤差	t 統計量	p 値
Intercept	80.09	3.10	25.85	<0.0001
BMI	-0.38	0.13	-2.91	0.0037

図 43　回帰方程式の結果

では,係数に注目してみましょう。式③の係数はいずれもばらつきをもっていて,各係数は t 検定によって検定されているね。帰無仮説は,「$\beta_0 = 0$」などとなるんだ。β_0 の検定は回帰直線が原点を通るかどうかの検定で,β_1 の検定は傾きの検定となる。

「Intercept」と「BMI」の p 値はともに,0.05 未満だから,有意でした。

箱ひげ

ということは・・・モデルも成立していて，係数も有意な結果，ということだね。じゃ，次に，直線とデータの関係を図示してみよう。「**グラフと表**」の「**散布図**」をクリック。ここにある「**最小二乗直線**」をオンにして，「**OK**」を押すと，散布図に直線が描いてある図が出てくるよ（**図44**）。この直線が，回帰直線になります。

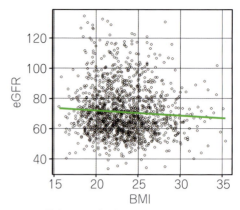

図44 散布図と回帰直線
直線が求めた回帰直線である。

オッズ田

係数の結果に標準誤差が書いてありますが，誤差があるってことですよね？

箱ひげ

そのとおり。各BMIに対応するeGFRの母平均を推定してみましょう。この推定した平均値の95%信頼区間を図示するとこんな感じ（**図45**）。今回はJMPという統計ソフトを使いました。点線は推定した回帰直線の95%信頼区間を表している。この図からわかることは？

オッズ田

平均に近いほど信頼区間が狭くなってる・・・。つまり推定精度が高いことを示していると思います。

p値子

逆に，端なほど信頼区間は広いです。

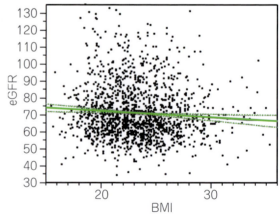

図45 回帰直線の95%信頼区間

箱ひげ

そう，二人ともだんだん読めるようになってきたね。そうしたらこのBMIに対してeGFRの値を予測することも可能だってことがわかるね。同じように図を作成しよう（**図46**）。この点線は予測されたeGFRの値の95％予測区間を表しています。ところで，式の作成に使用したBMIの範囲外の値は使えないので注意すること！

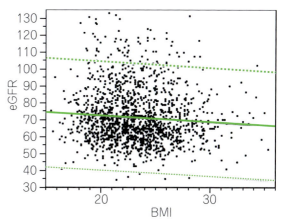

図46　eGFRの値の95％予測区間

p値子

BMI=100はできないんですね。

箱ひげ

そう。範囲を超えることはできません。使っても誤差が非常に大きくなると予想されるね。さぁ，ここまできたら，「相関と回帰の違い」は理解できたでしょう？

オッズ田

p値子

はい，よくわかりました。ありがとうございました！

まとめよう！11

- ☑ 回帰分析の変数の種類がわかる。
- ☑ 最小二乗法がわかる。
- ☑ 母回帰方程式と標本回帰方程式の違いを説明できる。
- ☑ 回帰直線の 95% 信頼区間と予測値の 95% 信頼区間の違いがわかる。

挑戦しよう！11

問題

P.78 10 章の問題の続きです。

身長 (cm)	169	156	167	170	157	179	157	162	155	177
体重 (kg)	72	58	60	68	56	72	48	75	57	75

身長と体重のデータがあります。このとき，体重を従属変数，身長を独立変数として，回帰方程式を求めましょう。また，身長の単位をメートル（m）としたとき，式はどのようになるでしょうか。

答え

回帰方程式を $Y = \beta_0 + \beta_1 x$ とする。

$$\beta_1 = \frac{\sum(X_i - \bar{X})(Y_i - \bar{Y})}{\sum(X_i - \bar{X})^2}$$

$$\beta_0 = \bar{Y} - b\bar{X}$$

代入すると，$\beta_1 = 0.812$，$\beta_0 = -69.9$ となり，求める式は，

体重（kg）= -69.9 + 0.812 × 身長（cm）

となります。
一方，身長をメートルに変えて同様に式を求めると，

$$体重（kg）= -69.9 + 81.2 \times 身長（m）$$

となります．傾き β_1 が，独立変数の単位が変わると異なることに注意しましょう．
ちなみに，Excelで散布図を描くと，回帰直線を同時に描き，回帰方程式を求めることができます．

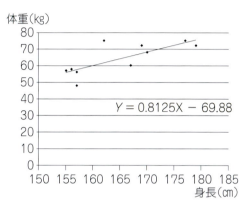

12 単回帰分析とダミー変数

Ⅰ オッズ田先生の横断研究編

目標

回帰分析は、t検定と関係があります。どのような意味が回帰分析にあるのか、理解が深まります。

単回帰分析とt検定

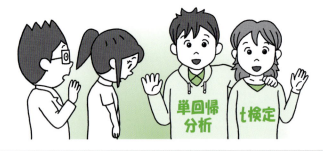

オッズ田：回帰方程式の係数はいずれもt検定されました。この解析方法には何か関係があるんでしょうか？

箱ひげ：面白いところに気づいたね。では、eGFRを**目的変数**、喫煙を**説明変数**として、**単回帰分析**をしてみようか。EZRを使ってね。

p値子：こんな風に結果が出ました（**図47**）。

	回帰係数推定値	標準誤差	t統計量	p値
Intercept	72.0	0.52	138.1	0.0001
喫煙	-2.5	0.91	-2.7	0.0074

図47 単回帰分析

箱ひげ：前に、背景因子を検討する際に、喫煙者群と非喫煙者群のeGFRをt検定で比較したことを覚えてるかな？この結果をみて何か気づかない？

え〜っと・・・あ，この係数はみたことがある気がします。もしかして，非喫煙者群と喫煙者群の背景因子を t 検定で比較したときに計算した非喫煙者群の平均値 72.0 ですか？式の喫煙に 1 を入れると，喫煙者群の平均値 69.5 になります！

そう，よく思い出したね。

先生，単回帰分析の「喫煙」の p 値は，背景因子を t 検定で比較したときの p 値と一致してますよね。

そうです。もう一度 t 検定を行ってみるよ。$t = 2.7$, $p=0.074$ になってるね。この t 値は，正負は逆だけど，単回帰分析の「喫煙」の t 値の絶対値に一致してるんだ。このことから，変数に 2 値をとる変数を用いると，単回帰分析は t 検定と同じであることがわかるね。

ふぅ〜ん，面白いですね。

単回帰分析と t 検定は親戚のようなものなんだ。このようなモデルを総称して**一般線形モデル**とよぶよ。ほかにもいろいろな種類があるので，これからも紹介していきましょう。
さてと，CKD ステージも変数として作ってあったよね。

はい，作ってあります！・・・ステージ G1 から G3 だけですけど。

用語
一般線形モデル
general linear model

それではこのカテゴリー変数をダミー変数にしましょう。Yes, No だけなら，1，0でよかったけど，今回のように値が多い場合，例えば，G1, G2, G3を変数化する場合を考えてみようか。0, 1, 2としてもいいけど，新たに変数G2, G3を設定して，それぞれ0, 1としても表すこともできる（**図48**）。これを**ダミー変数**というよ。
このダミー変数と eGFR の関係を調べてみましょう。

	G2	G3
G1	0	0
G2	1	0
G3	0	1

図48 カテゴリー変数を分類する場合

G2, G3の2つの変数によって，3つの名義変数を表すことができる。つまり，n個の名義変数は n-1 個のダミー変数で表すことが可能になる。

―用語―
ダミー変数
dummy variable

えーっと・・・どのようにすればいいんでしょうか？

G2とG3を説明変数として入れてください。

	回帰係数推定値	標準誤差	p値
Intercept	102.48	0.54	0.0001
G2	-31.10	0.60	0.0001
G3	-48.44	0.67	0.0001

eGFR = 102.48 - 31.10G2 - 48.44G3

図49 説明変数の入力

はい，できました（**図49**）。

ダミー係数はステージ G1 では G2とG3が (0, 0)，G2は (1, 0)，G3は (0, 1) となるよ。式に当てはめてみて。

当てはめると・・・

ステージ G1 の場合：eGFR = 102.48
ステージ G2 の場合：eGFR = 102.48 − 31.10G2 = 71.38
ステージ G3 の場合：eGFR = 102.48 − 48.44G3 = 54.04

ですね。

箱ひげ：すると，このG1の値は何かな？

オッズ田：もしかしてeGFRの平均値・・・かな？

p値子：CKDステージごとのeGFRの平均値を求めると，ステージG1では102.48，ステージG2では71.38，ステージG3では54.04です。ほんとだ！合っています！

箱ひげ：こんな風にダミー変数で回帰分析を行うと，基準とした値とほかの値との差の検定を行っているんだよ。この解析結果は，ステージG1を基準としているので，ステージG2とG1，ステージG3とG1の比較を行っていることになります。

オッズ田：なんだかおもしろいですね！

まとめよう！12

- ☑ ダミー変数の作り方を説明できる。
- ☑ 回帰分析とt検定の関係がわかる。
- ☑ ダミー変数を使った回帰分析の結果を解釈できる。

挑戦しよう！12

実際に，質的データを使った単回帰分析をやってみましょう。男女や糖尿病の有無などを2値変数とした単回帰分析の結果と，t検定の結果を比較してみてください。

13 重回帰分析

Ⅰ オッズ田先生の横断研究編

目標

単回帰分析は，説明変数が1つでした。複数の場合は重回帰分析になります。

今度は重回帰分析をやってみよう

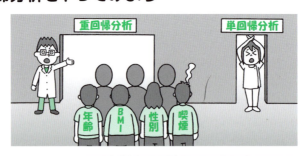

p値子：eGFRとほかの因子の関係を，単回帰分析で評価してみました。

オッズ田：おっ，p値子先生，解析にはまってきたね！

p値子：はい！わかってくると楽しくって・・・
結果をまとめてみました（**表10**）。関係が有意なものもあるし，有意でないものもありました。

オッズ田：箱ひげ先生，こんな風に関係がある因子全部とeGFRの関係を同時に評価することはできるんでしょうか？

項目	回帰係数推定値（標準誤差）	p値
年齢（歳）	-0.41 (0.04)	<0.0001
BMI（kg/m²）	-0.38 (0.13)	0.0037
男性	5.17 (0.93)	<0.0001
喫煙	-2.43 (0.91)	0.0074
尿蛋白の有無	-4.10 (1.67)	0.014
糖尿病の合併	-1.91 (2.43)	0.43
高血圧の合併	-3.12 (1.66)	0.061
心血管イベントの既往歴	-7.98 (2.03)	<0.0001

表10　eGFRと各因子の関係（単回帰分析）

臨床研究 成功のヒケツ11
偏回帰係数（partial regression coefficient）

重回帰方程式の係数を偏回帰係数とよびます。他の説明変数の影響を除いた影響を表しています。

重回帰分析ならできるよ。やってみましょう。これまでは，説明変数が1つしかない単回帰分析だったね。次は独立変数が2つ以上の場合をみてみましょう。母集団での重回帰方程式はこんな風になります。

$$Y_i = \beta_0 + \beta_1 X_{1i} + \beta_2 X_{2i} + \cdots + \beta_k X_{ki} + \varepsilon_i (i=1, 2, \cdots, n) \cdots ④$$

$X_1, X_2, \cdots X_k$ は独立変数だよ。
独立変数の係数は，その独立変数だけの独立した影響を表しているんだ。単回帰分析と同様に実際の数値を入れて式を求めると，

$$Y = \hat{\beta}_0 + \hat{\beta}_1 X_1 + \cdots + \hat{\beta}_k X_k \cdots ⑤$$

となる。この式が標本重回帰方程式だ。
さあ，重回帰分析をしましょう。「**統計解析**」にある「**連続変数の解析**」をクリックして「**線形回帰**」を選択する。そして，説明変数だね。p値子先生が調べてくれた因子をすべて説明変数として投入しましょう。

「年齢」，「BMI」，「男性」，「喫煙」，「尿蛋白の有無」，「糖尿病の合併」，「高血圧の合併」，「心血管イベントの既往歴」のすべてですね。

できました。結果はこのようになりました（**表11**）。

この重回帰分析の結果をどのように考えれば・・・？

単回帰分析のときと同じだよ。順番で考えればいいんだ。「切片以外の独立変数の係数はすべて0である」つまり「モデルは成立しない」という帰無仮説に対する検定結果はどうかな？

項目	回帰係数推定値（標準誤差）	p値
年齢（歳）	-0.39 (0.04)	<0.0001
BMI（kg/m²）	-0.39 (0.13)	0.0025
男性	6.28 (0.94)	<0.0001
喫煙	-2.89 (0.90)	0.0013
尿蛋白の有無	-2.35 (1.63)	0.15
糖尿病の合併	1.06 (2.36)	0.65
高血圧の合併	0.33 (1.68)	0.85
心血管イベントの既往歴	-5.17 (2.01)	0.011

表11　eGFRと各因子の関係（重回帰分析）

F 統計量の p 値は 0.05 よりも小さいですね。だから棄却されました。モデルは成立します。

R^2 はどうでしょう？

R^2 は 0.1049，adjusted R^2 は 0.09998 です。単回帰分析よりも高い値でした。より当てはまっています。

R^2 はモデルの評価に役立つ指標だけど，この数値だけで，研究の質が決まるわけではないんだ。どのような変数をモデルに投入したかが大事なポイントになる。じゃあ，次に，各変数の評価をしてみよう。

単回帰分析と比べて，有意な変数が減りました。単回帰分析で有意でなかった「糖尿病の合併」と「高血圧の合併」のほか，「尿蛋白の有無」も有意ではなくなりました。この意味するところは・・・？よくわからないんですが・・・単回帰分析とどう違うんですか？

eGFR に対する喫煙の影響を知りたいとします。この重回帰分析では，喫煙以外の変数が入っているので，喫煙以外の変数の影響を除去した場合の喫煙の eGFR に対する影響を調べているんだ。単回帰分析での eGFR への喫煙の影響は，ほかの変数の影響も含んだ喫煙の eGFR に対する影響を示している。このようにほかの変数の影響を除去することを「**調整**」といいます。

用語
調整
adjust

重回帰分析の変数の選択はこの調整のために選んでいるんですか？

目的にもよるけれど,今回はそうなるね。重回帰分析のポイントは,
① 全体として有意義なモデルか
② どのようにして説明変数が選択されたか
③ その変数は有意か
④ 説明変数の係数はどうか
ということ。今回はCKDと喫煙の関係を調査することが目的だったね。データを集める前に,みんなで相談してCKDや腎機能に関係する項目を集めたんだったね。

はい,そうでした。

あのときに集めたのは,喫煙単独のeGFRへの影響を調べるために,調整用の変数を選択したんだ。

おおお。初めから計画的にデータを収集したんですか！

そういうこと。臨床研究では,データセットによってほぼ研究の質が決まってしまうんだ。だから初めの調査項目の選択が非常に重要になります。

とすると,単独でeGFRに影響する変数は,「年齢」,「BMI」,「性別」,「喫煙」,「心血管イベントの既往歴」となりますね。

そういうことだね。今回は,調整することが主眼だったので,「医学的な意義」を考えて,変数をすべて強制投入したけど,別のシチュエーションとして,統計的に意義のある変数だけでモデルを作りたい場合もあるよね。では,このすべての変数を入れたモデルから,有意でない変数を減らしてみましょう。

「尿蛋白の有無」「糖尿病の合併」「心血管イベントの既往歴」を入れないモデルを作るんですね。

できました（**表12**）。F統計量の結果は有意ですし，すべての変数が有意です。

このように変数を減らしながら，変数の選択を行う方法を**変数減少法**とよびます。逆に，変数を投入して増やしていく方法を**変数増加法**とよびます。変数がモデルにとって有用か判定しながら選択する方法が**ステップワイズ法**だよ。目的とする解析によって使い分けできるんだ。

項目	回帰係数 推定値 （標準誤差）	p値
年齢（歳）	-0.39（0.04）	<0.0001
BMI （kg/m²）	-0.40（0.13）	0.0018
男性	6.43（0.93）	<0.0001
喫煙	-2.95（0.88）	0.0009
心血管イベントの既往歴	-5.52（1.96）	0.005

表12　eGFRと各因子の関係
（重回帰分析・変数減少法）

―用語―
変数減少法
backward elimination method

変数増加法
forward selection method

ステップワイズ法
stepwise selection method

ズバリこれ！という変数の選択方法はあるんですか？

重回帰分析では，どの因子を変数として投入するかによって結果が異なるけど，残念ながらどの因子を投入すればよいか，といった明確なルールはないんだ。先行研究を調べて交絡因子として想定される因子をすべて網羅することが理想だね。逆に，無関係な因子，重複した因子，欠測の多い因子は投入しないこと！関係性が高い因子を複数投入しないことも大事。**多重共線性**の問題が生じて，不正確な結果が生じてしまうからね。因子を十分吟味したうえでモデルに投入しましょう。

―用語―
多重共線性
multicollinearity

臨床研究 成功のヒケツ12
多重共線性

　重回帰分析に多数の変数を投入する場合，気づかないうちに，非常に関連の強い変数をいくつか入れてしまうことがあります。そのようなとき，計算精度が不良になってしまいます。このような状況を多重共線性とよびます。

すると，今回集めたデータでは，「年齢」，「BMI」，「性別」，「喫煙」，「心血管イベントの既往歴」が独立してeGFRに関係する因子といえますか？

まさに，そのとおり。喫煙の係数の正負はどうなってるかな？

負です。つまり，「喫煙はeGFRと負の関係」にあるということですね。

ということは，喫煙者ではeGFRが低い傾向にあるということがいえるんですね。

2人ともよくできたね。ようやく，今回の研究のゴールに着きました。

まとめよう！13

- ☑ **単回帰分析**と**重回帰分析**の違いがわかる。
- ☑ 重回帰方程式の**係数**の意味を説明できる。
- ☑ **変数の選択方法**がわかる。
- ☑ 実際に，手持ちの統計解析ソフトで**重回帰分析を行うことができる**。

挑戦しよう！13

問題
以下のうちから正しいものを選びましょう．

1. 変数 X と変数 Y を比べたところ，Pearson（ピアソン）の積率相関係数が 0 であったので，どのような関係も X と Y には存在しない．

2. 変数 X と変数 Y に相関関係があれば，常に X が原因で Y が結果であるといえる．

3. 変数 X と変数 Y の間に相関が，変数 X と変数 Z の間にも相関がある場合でも，変数 Y と変数 Z の間に相関が存在しないことがある．

4. カイ二乗検定は，2 つの変数の直線的な関係を検定する方法である．

5. 喫煙者と非喫煙者が肺がんになるオッズ比を求めるには重回帰分析を使う．

6. t 検定は，4 群の平均値を比較することができる．

7. 平均値と中央値はどちらも 1 つしか存在しないが，最頻値はいくつか存在する場合がある．

8. 重回帰分析にはいくつも説明変数を入れることができるので，標本数よりも多く変数を入れても大丈夫である．

9. 重回帰分析には，互いに関係性の強い変数を説明変数として入れてしまうと，計算精度が不良になってしまうことがある．

10. 分散と標準偏差はいずれも散布度の指標であるが，まったく関係ない．

答え
1. ×　2. ×　3. ○　4. ×　5. ×　6. ×　7. ○　8. ×　9. ○　10. ×

14 結果のまとめ

I　オッズ田先生の横断研究編

目標

貴重な解析結果は学会発表で共有しましょう。

オッズ田先生，横断研究を極める

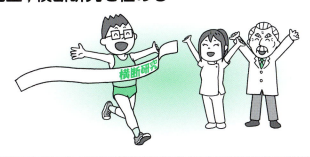

オッズ田：これで解析結果をまとめることができますね。

箱ひげ：初めに決めたリサーチクエスチョンは「職場健康診断受診者では，喫煙者群は非喫煙者群よりもCKDに罹患しているか。」だったね。これに添った結果をまとめるとどうなるかな？

p値子：背景因子の比較では，喫煙者群のほうが非喫煙者群よりもCKDの患者さんが多く，統計的有意差を認めました。そしてt検定では，喫煙者群は非喫煙者群よりも平均eGFRが低い傾向にありました。オッズ比は2.95，95%信頼区間は2.32から3.74でした。

オッズ田：単回帰分析も同様の結果を得ました。そして，重回帰分析では，喫煙とeGFRに独立した負の関係を認めました。つまり，「喫煙者ではeGFRが低い傾向にある」ということが示唆されました。

箱ひげ：OK！これを抄録に書いて，学会に提出しましょう。

オッズ田　p値子

やったー!! ありがとうございました！

臨床研究 成功のヒケツ13
抄録

学会発表するには，抄録を提出します．フォーマットは「背景・目的」「方法」「結果」「結論」となっていることが多いようです．また，タイトル，発表者名前，所属も含めた文字数制限もあります．学会によって異なるため，確認しましょう．

まとめよう！14

- ☑ 臨床研究に興味をもっている．
- ☑ リサーチクエスチョンが立てられる．
- ☑ 臨床研究のデザインを挙げることができる．
- ☑ データの変数の種類を説明できる．
- ☑ 基本統計量を説明できる．
- ☑ 帰無仮説と対立仮説がわかる．
- ☑ t 検定ができる．
- ☑ カイ二乗検定ができる．
- ☑ オッズ比と95%信頼区間を計算することができる．
- ☑ 相関関係がわかる．
- ☑ 単回帰分析と重回帰分析を説明できる．

II

p値子先生の
コホート研究編

1 リサーチクエスチョンと研究デザインの選択

Ⅱ p値子先生のコホート研究編

> **目標**
> 原因と結果の因果関係を明らかにするには，時間を追った「縦断研究」が必要になります．まず，リサーチクエスチョンを明らかにして，研究デザインを選択しましょう．

p値子先生の初挑戦
～臨床研究のもう1つの柱～

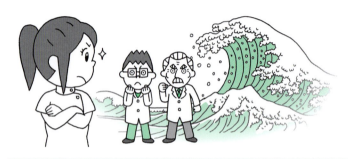

p値子：オッズ田先生，この間診察した患者さんに聞かれたんですよ．腎臓が悪くならないためにはどんなことを注意すればいいのかって・・・．そのときは，患者さんの状態に合わせて，血圧や食事療法について説明したんですけどね．文献を読んでみると，腎機能の低下に関係する因子はたくさんあるんですよ．

オッズ田：そうだよね．治療の際には，あれやこれやいろんなことを考えて処方をしたり，生活習慣の指導をしたりするんだ．例えば日本腎臓学会のCKDガイドラインをみると，たくさんの因子が腎機能低下に関係していることがわかるね[文献4]．

文献
4）日本腎臓学会：エビデンスに基づくCKD診療ガイドライン2013．東京医学社，東京，2013．

p値子：私たちの病院へ通院されている患者さんでは，特にどんな因子が関係しているのかしら？

オッズ田：そうだね．それがわかれば，治療のポイントがわかるよね．

私は尿蛋白量なんじゃないかな〜と思ってるんですけど・・・。箱ひげ先生ならどうやって調べたらいいかご存知かしら？

よし！早速教えてもらおう！

あなたのリサーチクエスチョンは何？

箱ひげ先生，この間は横断研究について教えていただいて，ありがとうございました。実はまたわからないことが出てきてしまって・・・。腎機能の低下に関係する原因ってたくさんありますよね。

うん，そうだね。

私たちの病院の患者さんは，どのような因子が腎機能に影響するのか知りたいんです。でも，どのように調べたらよいのかわからなくて・・・できれば，学会発表もしてみたいと思っているんですが。

なるほどね。それではこの間勉強した，喫煙と腎機能の関係を調べたときと同じように，臨床研究をデザインしてみようか。

はい！よろしくお願いします！

前の研究のときと同じように、**リサーチクエスチョン**を明らかにしよう。具体的にはどんな疑問があるのかな？

CKDの進行に関係する因子です。尿蛋白量とCKDの進行の関係を知りたいと思ってます。

じゃ、**PECO**でまとめてみようか。PECOは、誰が、何によって、何と比べて、どうなるかをまとめたものだったね。
p値子先生、PとEは何？

Pは「当院へ通院中のCKD患者さん」で、Eは「尿蛋白量」ですか？

うんうん。オッズ田先生、いかがですか？

え〜っと。腎機能は年齢とともに低下するので、当院のCKD患者さんの場合、65歳以上を中心に調査したほうがいいかな。Eは、「尿蛋白量」でいいと思います。

するとPは「当院へ通院中の65歳以上のCKD患者さん」となりますね。

そうだね。じゃ、次にCとOを考えてみよう。

え〜っとですね。Cは「尿蛋白が少ないこと」、Oは「CKDの進行」になります。

箱ひげ： 2人とも，よくわかってきたね。CKD患者さんのうち尿蛋白が多い方と少ない方で，CKDの進行がどのように違うか比較することになるんだね。では，もうすこし，Oを掘り下げてみよう。
「CKDの進行」だけど，ちょっと漠然としてるね。具体的にどんなことが起きると，CKDがはっきりと進行した，といえる？

p値子： 透析になったときです。

オッズ田： あと・・・eGFRが下がったときもじゃないかな。

箱ひげ： そうだね。でも，eGFRは毎回の外来で値が上下に変動するよ。上下に変動しながら値が下がることを考えなくてはいけないね（**図1**）。

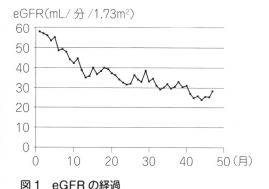
図1 eGFRの経過
eGFRは上下しながら経過とともに徐々に低下する。

オッズ田： すると，「eGFRがはっきりわかるまで低下したこと」でしょうか。

箱ひげ： そういうことだね。これまで使われてきたのは，「血清クレアチニン値が2倍あること」とか，近頃は，eGFRが計算されるようになってきたので，「eGFRが何%低下すること」といったことなんだ。ここでは，そうだね，「1年間に15%以上eGFRが低下すること」としてみよう。

p値子： でも箱ひげ先生，患者さんのなかには，15%以上低下しなくても透析導入になる方もいます。その方をどのように扱えば・・・？

オッズ田：たしかに，CKDステージG5の方では，eGFRが15mL/分/1.73m² 未満になっています。15%以上低下しなくても，透析導入になることがありますね。もし「1年間に15%以上eGFRが低下すること」としてしまうと，CKDが進行しなかったことになってしまいます。

箱ひげ：そうそう，2人とも鋭い質問ができるようになったね。そのような場合には，オッズ田先生の案とp値子先生の案を合わせて，「1年間に15%以上eGFRが低下すること」または「透析導入になること」を，エンドポイントとすればいいんじゃないかな？

オッズ田：なるほど！「透析導入になること」だと，CKDステージがG3の方の場合，ほとんど発生しないので，その弱点を「1年間に15%以上eGFRが低下すること」が補うことになるわけか（**図2**）！
CKDステージにより発生しやすいイベントが異なるんだ。線の太さは発生しやすい患者数を表しているようですね。

p値子：なるほど〜。網羅されましたね。

箱ひげ：このようにエンドポイントを決める際には，調査対象の背景とイベント発生の起こりやすさを考えておくことが大切だよ。
それじゃ，p値子先生，リサーチクエスチョンをまとめると・・・？

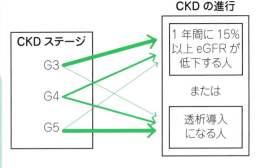
図2　CKDステージと腎機能低下のイベント

p値子：え〜っと，「**当院へ通院中の65歳以上のCKD患者さんでは，尿蛋白量が多い群では，尿蛋白量が少ない群よりも，透析導入あるいは1年間に15％以上eGFRが低下するか**」，ということでしょうか。

OKです！

研究デザインの選択

では，次にどのような研究デザインがよいか考えてみようか？

前に教えていただきましたよね。原因と結果の関係を明らかにするためには，時間の流れが重要だって。

うんうん，そうだね。今回は，尿蛋白量によってCKDが進行するか調べるので，この時間の流れが特に重要になってくるよ。そうなると，研究の種類はどうなるかな？

尿蛋白量に介入できないから，観察研究になります。

そのとおり！**観察研究**を行うことになるんだね。
p値子先生，観察研究の種類をいくつか覚えてる？

はーい。**コホート研究**と**症例対照研究**です。

じゃ，私たちの研究はどちらのタイプがよいかな？

「尿蛋白量」という原因から，「CKDの進行」という結果が生じるかを評価するので，コホート研究がいいんじゃないかと思います。

あれ？前のお話では，コホート研究には，「前向き」と「後ろ向き」があった気がするんですが・・・

そうですよ。**前向きコホート研究**は，研究を開始して数年後に結果が出るもの。一方，**後ろ向きコホート研究**は，既存のコホートデータを解析することになるんだったね。

僕とp値子先生は，これまでコホート研究をやったことがないので，データがないです。だから前向きコホート研究しかすることができません。

えぇ〜！すると，この研究は結果が数年後に出るってことですか!?

残念ながらそういうことだね・・・

そうがっかりしないで！私が数年前から行っているコホート研究がすでにあるので，そのデータを使いましょう。ちょうど当院のCKD患者さんを対象にしてるし，収集してあるデータも，今回のPECOで設定した内容にマッチしているので，使えると思うよ。

助かった！ありがとうございます。

すると，既存のデータを使用したコホート研究なので，後ろ向きコホート研究になりますね。

そのとおり。よくわかりましたね。

> **臨床研究 成功のヒケツ14**
> **臨床研究を始めるには**
>
> 今回のストーリーのように,都合よくデータが得られることは,まずありません。リサーチクエスチョンを設定する際に,データを実際に得ることができるのか,データの収集に何年かかりそうか,解析方法をどのようにするのか,あらかじめ考えておくことが大切です。

まとめよう! 15

- ☑ リサーチクエスチョンを立てることができる。
- ☑ 研究デザインを実際に選択することができる。
- ☑ 研究デザインにあったエンドポイントを設定することができる。

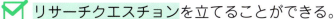

2 エンドポイントと指標

Ⅱ　p値子先生のコホート研究編

目標

臨床研究の主な指標はいくつかあります．その指標を組み合わせて，ある因子や治療効果の影響を判定します．曝露群と非曝露群の比較や治療群とコントロール群の比較など，「比較」することも臨床研究のポイントになります．

指標はデータ解析の道しるべ

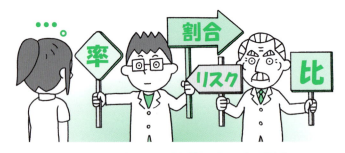

箱ひげ：**倫理審査委員会**の審査が終わって，研究の許可が下りたね．早速研究を始めよう．今回使用するデータは，コホート研究だね．

用語
倫理審査委員会
施設内審査委員会（institutional review board, IRB）あるいは，研究審査委員会（research ethics committee, REC）のこと．研究の倫理審査を行う．

p値子：はい，そうです．早速はじめましょう！追跡期間は1年間として，どのようなデータが必要ですか？

箱ひげ：p値子先生，倫理審査は大変だったかな？そんなに焦らないでちょっと落ち着いて．データの前に，今回の研究ではどのような指標が適しているのか，考えてみよう．
どのような指標があるか知ってる？

前の横断研究のとき,**リスク**と**オッズ**を習いました。

> 用語
> リスク risk
> オッズ odds

では,復習をかねてリスクを説明しよう。

リスク(risk)と率(rate)

臨床研究に使われる指標にはいくつかあることはもう知ってるね。まず,よく使われて,そして初心者が混乱する言葉として,**割合**,**率**,**比**がある。**割合**とは**特定部分の全体に占める大きさのこと**であり,**率**とは**単位時間あたりの割合や変化のこと**。**比**とは,**2つの量の比較のこと**で分母と分子は異なる。例えば男女比のように分母分子は異なります。

ある日,閉経後の女性を対象に骨粗鬆症患者の調査を行ったとする。骨粗鬆症の女性の割合を,**有病率**とよびます。

$$有病率 = \frac{ある時点の患者数}{調査対象全体の人数}$$

また続いて,その閉経後の女性を対象に,2年間追跡研究を行ったとする。骨折した女性の割合を計算すると,分母が延べ人数(人年)であれば**罹患率**となり,分母が観察開始時点の人数とすると**累積罹患率**になる。**リスク**とは,**あるイベントが発生する確率**を意味するので,疾患の発生リスクとは累積罹患率のことになるんだ。

> 用語
> 割合 proportion
> 率 rate
> 比 ratio
> 有病率 prevalence
> 罹患率 morbidity
> 累積罹患率 cumulative morbidity
> 発生率 incidence

罹患率＝
一定期間に新規発生した患者数 / 観察期間の延べ人数（人年）

累積罹患率＝
一定期間に新規発生した患者数 / 調査開始時の人数

5人の閉経後の女性を対象に，骨折の発生を2年間追跡したとしよう（**図3**）。

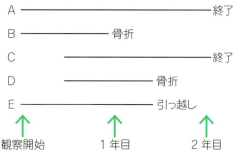

図3　5人の閉経後の女性を2年間フォローした骨折の発生率とリスク

骨折発生はBとDの2名。骨折発生のリスク（累積罹患率）は，$\frac{2}{5} = 0.4$ となるね。一方，罹患率は，各追跡期間を計算するんだ。Aは2年，Bは1年，Cは1.5年，Dは1年，Eは1.5年なので，7年間が追跡期間の合計となる。だから骨折の罹患率＝$\frac{2}{7} = 0.286$。例えば，糖尿病のような生活習慣病でのイベントの評価では，1年前に治療を開始した糖尿病と30年間治療している糖尿病では，心筋梗塞の累積罹患率と罹患率が大きく異なるため，注意が必要なんだ。

日本語での「率」は累積罹患率と罹患率があり，混同しやすいかな。英語で考えて，それぞれ **risk** と **rate** で分けて考えるとシンプルだね。縦断研究であれば，**risk** は時間を考慮しないので，試験終了時のイベント数を試験開始時の対象数で割ったものとなるよ。一方，**rate** は，試験終了時のイベント数を対象の追跡期間で割ったものとなるので，単位は人年となるんだ。

追跡期間を考えると rate になって，考えないと risk ということですね。

ということは，「いつ透析になったか」とか，「いつ eGFR が 15% 以上低下したか」とか，「いつ」ということがわからなければ risk を使用して，わかれば rate になるってことですか？

大雑把にいうとそうなるね。「わかる」場合は、むしろ両方とも使える。追跡期間の情報は、臨床研究でとても重要な要素だよ。追跡期間が、情報としてあるかないかで、解析手法が異なってくるんだ。じゃ、次にオッズを復習しよう。オッズ田先生、オッズを覚えているかな？

はい。オッズとは、あることがそうでない確率に対するそうである確率の比です。例えば、成功する確率が失敗する確率の何倍であるかを表し、オッズが3であれば成功する確率が失敗する確率の3倍であることを意味します。コホート研究では曝露群と非曝露群の疾患発生オッズが求まるので、その比がオッズ比となります。

すごい！

前の研究のときに苦労しましたからね。

じゃ、次の指標を覚えましょう。**ハザード**です。

> **用語**
> ハザード
> hazard

う〜ん。名前だけは聞いたことがあるんだけど・・・

臨床研究では、アウトカム発生までの時間を評価することがあるんだ。追跡期間全体を評価するrateもあるけど、瞬間を評価することも必要だ。その「ある瞬間に事象が発生するリスク」がハザードになるんだ。その解析には、**生存時間分析**が用いられるよ。

> **用語**
> 生存時間分析
> survival analysis

瞬間といわれても、イメージがわきにくいです・・・

そうだね。スピードメーターのようなものと考えよう。ある因子の曝露群と非曝露群のハザードを比較した比を**ハザード比**とよぶ。1よりも大きければ，ある因子は危険因子となるんだ。

> 用語
> ハザード比
> hazard ratio

この比が1よりも大きいと，ある因子が危険因子になることは，オッズ比と同じですね。

そう，似ています。1から離れれば離れるほど，要因とイベントの関係は強くなるんだね。

指標を比較しよう

私たちは，コホート研究のデータを使って，尿蛋白量が多い群と尿蛋白量が少ない群の2群を比較するので，指標の比較方法を確認しよう。まず，オッズ比やハザード比のように，ある指標を2群で比較するには「比」がしばしば使われるね。相対危険も同様だ。ここで，2群の「比」をとるほかに，比較する方法ってあるかな？

あっ，「比」は割ることですから，「差」はどうでしょうか？

よく気がついたね！次に差による比較を見てみよう。リスクの差を**寄与危険**，率の差を**寄与率**とよぶ。寄与危険は，曝露群と非曝露群のイベント発生リスクの差で表され，要因への曝露によってリスクがどれだけ増加したか，を表すんだ（**図4**）。

> 用語
> 寄与危険
> attributable risk
> 寄与率
> attributable rate

非曝露群でのイベント発生リスクは，何もしなくても自然に発生するリスクと考えてもいいでしょうか？

箱ひげ
そうだね。寄与危険は曝露因子だけが生み出すリスクを表している。

	イベントあり	イベントなし	計
曝露群	A	B	A+B
非曝露群	C	D	C+D

コホート研究

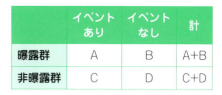

p値子
曝露因子を取り除くと，どれだけリスクを減らすことができるか評価できますか？

箱ひげ
できますよ。その指標には，**寄与危険割合**や**寄与率割合**というのがあるんだ（**図5**）。
例えば，こういう例題はどうでしょう。骨折が，ある曝露因子Aで生じるとしよう。骨折の発生は，曝露群で1,000人中49人に発生するけど，非曝露群では1,000人中16人とする。さて，寄与危険と寄与危険割合はいくつでしょう？

図4 寄与危険

用語
寄与危険割合
attributable risk percent

寄与率割合
attributable rate percent

p値子
リスクはそれぞれ，1,000で割ればいいから曝露群で0.049，非曝露群で0.016になります。

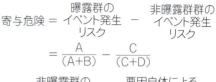

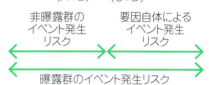

図5 寄与危険割合と寄与率割合

オッズ田
すると寄与危険は，0.049 − 0.016 = 0.033 です。寄与危険割合は，0.033/0.049 ×100 = 67% です。

それでは，一歩進んで考えてみよう。曝露因子を予防できる新薬Aがあったとする。1人骨折が予防されるには何人に対して投与すればよいか考えてごらん。

・・・ヒントをください。

寄与危険の意味を考えてみて。新薬A自体の効果で，骨折のリスクはどれだけ下がったかな？

え〜っと，0.033ですか？

これは，1,000人に新薬Aを投与すると，何人の骨折が予防されることになる？

33人です。あっ，そうか！1人予防するには，1,000人を33人で割って，30.3人。つまり，約30人治療すれば，1人予防されることになるんですね。

そうです。**NNTは寄与危険の逆数**で，何人治療すると，1人予防することができるかという指標になる。薬の効果を考えるヒントになるんだね。

― 用語 ―
NNT
number needed to treat（NNT）

例えば10人に処方して1人予防できる薬と，10,000人治療して1人予防できる薬では，大きな違いがあるということですね。

そういうこと。寄与危険と寄与危険割合はそれぞれ，曝露因子の予防や治療法の評価に役立つ指標となる。治療効果を評価する際には，少し応用して，それぞれ**絶対リスク減少**と**相対リスク減少**という指標を用いるよ。片方だけでは十分な評価ができないので，両方とも考えてみるようにしてください。

用語
絶対リスク減少
absolute risk reduction
相対リスク減少
relative risk reduction

わかりました！今度論文を読むときに計算してみます。

まとめよう！16

- ☑ risk と rate の違いがわかる。
- ☑ 寄与危険，寄与率を説明できる。
- ☑ 寄与危険割合，寄与率割合を説明できる。
- ☑ NNT を説明できる。

挑戦しよう！14

問題①

喫煙者 1,000 人を 5 年間追跡調査しました。毎年ある疾患 A の発症を調査したところ，第 1 回目の調査では 12 人の新規がありました。第 2 回目の調査で 23 人，第 3 回目には 34 人，第 4 回目には 45 人，最後第 5 回目には 56 人の新規発症を認めました。累積罹患率（risk）と罹患率（rate）を求めましょう。

問題②

　ある工場から物質 A が誤って大気中に数年間放出されていました。その物質 A を吸入した人 500 人と吸入しなかった人 500 人を 5 年間追跡調査したところ，吸入した人のうち 40 人に気管支喘息が発症し，しなかった人では 15 人に発症しました。

　物質 A を吸入した人としていない人に気管支喘息が発症する相対危険とオッズ比を求めましょう。

問題③

　問題 2 の続きです。相対危険とオッズ比の 95% 信頼区間を求めましょう。物質 A は気管支喘息の発症に影響したのでしょうか？

問題④

　ある心血管疾患の予防薬 A の 5 年間の追跡調査によると，内服していた 2,345 人のうち心血管疾患の発症は 56 人，内服していない 3,456 人のうち発症は 156 人でした。1 人の心血管疾患の発症を予防するためには何人に処方する必要があるでしょうか。

答え①

$$累積罹患率 = \frac{(12+23+34+45+56)}{1000} = 0.17$$

$$罹患率 = \frac{(12+23+34+45+56)}{(1000 + 988 + 965 + 931 + 886)} = 35.6 \,(1,000 \,人年)$$

1 年目に追跡した人数

答え②

まず以下の 2×2 の表を作成します。

	発症あり	発症なし	合計
曝露群	40	460	500
非曝露群	15	485	500
合計	55	945	1000

$$曝露群の発症リスク = \frac{40}{500} = 0.08$$

$$非曝露群の発症リスク = \frac{15}{500} = 0.03$$

$$相対危険 = \frac{0.08}{0.03} = 2.67$$

$$曝露群の発症オッズ = \frac{40}{460} = 0.087$$

$$非曝露群の発症オッズ = \frac{15}{485} = 0.031$$

オッズ比 = 2.81

答え③

まず，相対危険を求めましょう。

患者を下の表にまとめて，相対危険を求めます。

	発生あり	発生なし	合計
曝露群	A	B	A+B
非曝露群	C	D	C+D
合計	A+C	B+D	A+B+C+D

曝露群の発生リスクと，非曝露群の発生リスクを求めると，

$$曝露群の発生リスク = \frac{A}{A+B}$$

$$非曝露群の発生リスク = \frac{C}{C+D}$$

となります。

相対危険（risk ratio；RR）は

$$RR = \frac{\frac{A}{A+B}}{\frac{C}{C+D}}$$

となります。

RR の 95% 信頼区間は以下の式で求められます。

$$RR の信頼区間 = EXP\left\{ \ln(RR) - 1.96\sqrt{\frac{\frac{B}{A}}{A+B} + \frac{\frac{D}{C}}{C+D}} \right\} \sim EXP\left\{ \ln(RR) + 1.96\sqrt{\frac{\frac{B}{A}}{A+B} + \frac{\frac{D}{C}}{C+D}} \right\}$$

そこで，答え②の表の値を代入すると，1.49 ～ 4.76 となりました。

次に，オッズ比（OR）の95%信頼区間を求めます。求める式は次のとおりでした（P. 71参照）。

$$\text{OR の信頼区間} = \text{EXP}\left\{\ln(\text{OR}) - 1.96\sqrt{\frac{1}{A} + \frac{1}{B} + \frac{1}{C} + \frac{1}{D}}\right\} \sim \text{EXP}\left\{\ln(\text{OR}) + 1.96\sqrt{\frac{1}{A} + \frac{1}{B} + \frac{1}{C} + \frac{1}{D}}\right\}$$

1.53〜5.16となりました。

相対危険，オッズ比とも1を含まないため，$p<0.05$となっています。物質Aは気管支喘息の発症に影響したといえますね。

答え④

予防薬A内服群の発症リスク $= \dfrac{56}{2345} = 0.0239$

非内服群の発症リスク $= \dfrac{156}{3456} = 0.0451$

$\text{NNT} = \dfrac{1}{(0.0451 - 0.0239)} = 47.2$

約47人となります。

Ⅱ p値子先生のコホート研究編

3 バイアスと調整

> **目標**
> 臨床研究では，得られた結果そのままが必ずしも正しいとは限りません．原因と結果の関係が，さまざまな因子でゆがめられていることがしばしばあります．バイアスの影響とその調整について学びましょう．

そのデータは信用できる？

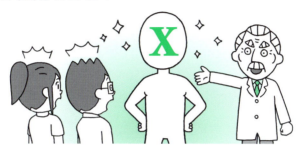

少し指標についてわかってきました．それじゃ，いよいよコホート研究のデータを・・・

もったいぶっているわけじゃないけど，もう少し勉強してから，解析のデータを考えましょうか．というのも，何のためにデータを集めるのか理解しておく必要があるためなんだ．**横断研究**をしたときに，**重回帰分析**をしたことを覚えてる？

はい．そのとき，「調整」について勉強しました．たしか，喫煙とeGFRの関係に対して，ほかの因子の影響を除くためでしたね．

そうです．それでは「ほかの因子の影響」について，説明しよう．

121

因果関係（causal relationship）

箱ひげ：これまでに私たちは曝露因子と疾患の間に関係性があるかないか評価するため，臨床研究デザインと指標を学んできたね．次のステップとして，2つの因子の間に関係が存在するならば，その関係が原因と結果の結果つまり，因果関係にあるか検討してみよう．そうだなぁ・・・健康に関することで何か思いつくことある？

p値子：健康に関すること・・・？ じゃ，例えば健康食品はいかがでしょう？ 健康食品を食べると長生きするかもしれません．

箱ひげ：それでは・・・例えば，ある地域がほかの地域よりも長寿者が多かったとしよう．その地域ではある健康食品の消費がほかの地域よりも多いため，その健康食品をたくさん食べると長生きできるといえるだろうか？

オッズ田：健康食品と長寿に関係はあるでしょうが，因果関係があるとはいい切れないと思いますが・・・．

箱ひげ：では，因果関係を図示して考えてみようか．因果関係を矢印で表すと，こんな風に1つの矢印で原因と結果が結ばれる（**図6**）．

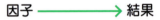
図6 因果関係がある場合

箱ひげ：しかし，2つの因子の間に関係があったとしても，本当は隠れた因子Xによって，それぞれが生じていただけで，原因と結果の関係にないこともありうるね（**図7**）．

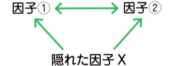
図7 関係はあるが因果関係ではない場合

箱ひげ：この隠れた因子Xを見つけ出し，真の関係を見つけることが臨床研究のポイントになるんだ．隠れた因子Xとして思いあたることある？

p値子

うーん。健康食品を食べる人は，健康を気にする人だから・・・

オッズ田

健康を気にする人は，健康診断も積極的に行くだろうし・・・。箱ひげ先生，「健康を意識すること」も因子になりますか？

直接的因果関係
因子 ─────────────→ 結果

間接的因果関係
因子① → 因子② → 因子③ → 結果

図8　直接的と間接的因果関係

箱ひげ

うんうん。「健康を意識すること」を因子Xとして考えることはできるよ。因果関係には直接的に原因が結果を生じる**直接的因果関係**と，いくつかの因子が関係して結果が生じる**間接的因果関係**がある。実際には，いくつかの因子が複合的に関係して結果を生じていることがあるため，ひとつひとつ関係を明らかにする必要があるんだ（**図8**）。

妥当性（validity）と精度（precision）

p値子

じゃ，この因果関係を明らかにすれば，隠れた因子の関係性も明らかになって，研究結果がより正確になるということですね。

箱ひげ

そのとおり！研究結果の関係は研究結果の正確性に影響する。研究結果の誤差が少ない程度を**正確性**とよび，**精度**と**妥当性**で評価するんだ。精度は，偶然に発生するばらつきによる誤差（**偶然誤差**）の程度を表す。妥当性は，測定値あるいは研究結果がどの程度信頼できるかの程度を表し，**系統誤差**があるよ。

用語

正確性
accuracy

偶然誤差
random error

系統誤差
systematic error

オッズ田:　精度と偶然誤差のイメージは湧いてきましたけど, 妥当性は・・・?

 妥当性 →  系統誤差　① バイアス　② 交絡

① 内的妥当性
② 外的妥当性

 精度 → 偶然誤差

図9　妥当性と精度

用語
内的妥当性　internal validity
外的妥当性　external validity

箱ひげ:　妥当性には, **内的妥当性**と**外的妥当性**の2種類あるんだ (**図9**)。

p値子:　？？内的？外的？

箱ひげ:　**内的妥当性**は, 得られた研究結果が研究対象の集団において正しい程度を意味し, **系統誤差**が影響する。**系統誤差**とは, 研究デザイン, データ収集そして分析における問題で, 結果の指標に影響を与え, 相対危険やオッズ比などを変化させる。つまり研究がどのくらい正確な結果が得られたかという程度を表すんだ。一方, **外的妥当性**は, 研究結果を研究対象の集団以外に適応できる程度を表す。例えば, 日本人男性を対象に行った研究を普遍的に世界中の男性に適応できるのか, ということが相当するんだ。

p値子:　うゎー, わからない・・・偶然誤差と系統誤差の関係をもうちょっと詳しく教えてください・・・

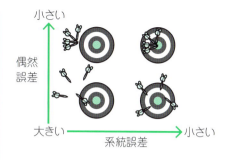

図10 偶然誤差と系統誤差

箱ひげ：混乱しちゃうよね。イメージとしては，そうだ，ダーツに例えると分かりやすいかな？偶然誤差は偶然による「ばらつき」のことであり，系統誤差は狙い自体が外れていること，つまり偶然によらない一定の傾向を持った誤差のことといえる（**図10**）。偶然誤差と系統誤差が小さければ的の中心に当たり，偶然誤差と系統誤差が大きければ的から外れてしまうということ。偶然誤差が大きいと，測定結果のばらつきが大きくなるよ。系統誤差は何らかの原因で本当に測定したいものを測定できず，測定結果が特定の方向に偏ってしまう誤差を表すんだ。

p値子：なるほど〜ありがとうございます。ようやく頭が整理されました。

バイアス（bias）

p値子：では，系統誤差はどうして起きるんですか？

箱ひげ：主な原因には，**バイアス**と**交絡**がある。バイアスの分類はいろいろあるけど，主なものには，**選択バイアス**や**情報バイアス**があります。

用語
バイアス bias
交絡 confounding
選択バイアス selection bias
情報バイアス information bias

オッズ田：「バイアス」って，「偏り」とか「偏見」のことですね。

そう。臨床研究では，結果に「偏り」が生じることを示すんだ。

選択バイアスですけど，何を選択するんですか？

選択バイアスは，対象者の選択方法によって生じるバイアスのこと。例えばコホート研究では，研究にエントリーした対象者が本来明らかにしたい標的集団とは異なる構成であった場合や，ある因子に偏りが生じている場合に生じる。また，対象者が追跡不能になった場合にも生じる。つまり，いかなる研究デザインでもこのバイアスの危険性を内蔵しているということだ。

前の横断研究でも選択バイアスは生じますか？調査対象が偏っているということでしょうか？

そうだね。選択バイアスにはいくつもバリエーションがあるんだ。横断研究や症例対照研究では，選ばれた症例はすでに発症しているため，無症状や軽症の症例が見逃されている可能性がある。これを**有病罹患バイアス**とよぶ。労働者は仕事を続けるため健康であるのに対し，一般集団は病気のため働けない人も含んでいるため，労働者は一般集団よりも健康である傾向があるね。これを**健康労働者効果**とよびます。臨床研究に参加する人は健康への意識が高く，参加しない人と異なる傾向があることが知られていて，**志願者バイアス**とよばれている。また，コホート研究や介入研究などの研究で，対象者の多くが脱落する場合に生じるバイアスを，**追跡不能バイアス**とよぶよ。

> **用語**
> 有病罹患バイアス
> prevalence-incidence bias
>
> 健康労働者効果
> healthy worker effect
>
> 志願者バイアス
> volunteer bias
>
> 追跡不能バイアス
> loss to follow-up bias

なるほど，横断研究でもバイアスがあるんですね。当院のデータを使用したので，それもバイアスになるんですね。例えば，日本全体からみると偏ってるし，世界からみるとさらに偏って選択されているわけですね。

話が大きくなったね。でも，そのとおり。では次に，情報バイアスについて説明しよう。曝露や結果，その他関連する要因についての情報を収集する方法が招くバイアスのことです。収集されたデータが偏っていると結果に歪みが生じる。例えば，主な情報バイアスとして，**思い出しバイアス**があるよ。後ろ向き研究で過去のことを患者に思い出してもらう際に間違って思い出すか思い出せないことから生じるんだ。患者さんのほうが健常者の方よりも自分の健康を気にしているため，よく覚えている傾向がある。**曝露容疑バイアス**は，症例対照研究において曝露因子の有無を調査する際，症例群に対して対照群よりも熱心に調査する際に生じます。曝露因子の影響が強く評価される可能性がある。また，例えば，常に1℃高く表示する壊れた体温計で測定して，対象を37℃以上と未満で分類した場合，**誤分類**が生じるね。

> 用語
> 思い出しバイアス
> recall bias
> 曝露容疑バイアス
> exposure suspicion bias
> 誤分類
> misclassification

あ，そうか。取集したデータの採取方法について，臨床研究論文には詳しく記載されているのはこのためですね。

そして，データを集める際には，偏らないで正確に集めなさい，ということですね。

交絡（confounding）

入手したデータが必ずしも偏りがないわけではない，ということを知っておく必要があるということだね。それからここで，もう一つ，臨床研究の因果関係に関する系統誤差を学んでおこう。**交絡**だ。

コウラク・・・？聞いたことがないです。近くに幸楽って中華料理屋さんならありますが。

箱ひげ

あそこはおいしいけど，違うなぁ。そのコウラクじゃない。交絡とは，原因（曝露因子）と結果（疾患）の関係の強さが，ほかの因子の影響によってゆがめられてしまうことをいう。「ほかの因子」のことを**交絡因子**とよぶよ。交絡は系統誤差であり，原因と結果の関係を過大にも過小にも見せかけてしまう。

用語
交絡因子
confounder

オッズ田

因果関係に交わって絡まっていることで，結果を歪めてしまうというイメージ・・・ですか？

箱ひげ

そう。だから交絡なんだ。ある要因が，交絡因子であるにはいくつかの条件がある。
① 交絡因子は原因（曝露因子）と関連していること
② 交絡因子は結果（疾患）に関連していること
③ 交絡因子は原因（曝露因子）によって生じないこと
です（**図11**）。

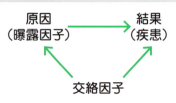

図11　交絡因子の条件

箱ひげ

交絡因子は，原因（曝露因子），結果（疾患）いずれにも関連する。しかし，原因と結果の中間にはない。交絡因子は，原因と結果の両方に関係する必要があり，矢印は交絡因子から原因へ，そして交絡因子から結果へ向いている必要がある。因子が原因と結果の中間にある場合や，因子が結果の危険因子ではない場合は，交絡因子ではないんだ（**図12**）。

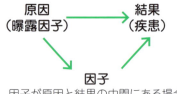
因子が原因と結果の中間にある場合

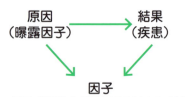
因子が結果の危険因子ではない場合

図12　交絡因子ではない場合

例えば，コーヒーをたくさん飲むと肺がんが発症しやすいという関係が見つかったとしよう。そして喫煙者はコーヒーをよく飲むという関係があるとする。ただし便宜上，コーヒーを飲むと喫煙したくなるとは言えないことにする。すると，喫煙という交絡因子により，あたかもコーヒーを飲むことで肺がんが発症するかのような関係が，見かけ上観察されるということだ（**図13**）。

ここで，原因から交絡因子へ矢印が向いてしまうと，交絡因子は原因と結果の中間になる。また，結果から交絡因子へ矢印が向くと，交絡因子は結果の独立した危険因子にはならない。

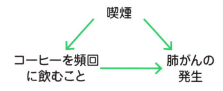

図13　コーヒーと肺がんの関係

なるほど，交絡因子は原因と結果の両方に影響するんですね。実際の研究ではどのように発見すればいいんでしょうか？

論文や発表の際でしばしば目にするように，曝露群と非曝露群の背景因子を比較することは，原因と結果の関係を調べるとともに，交絡因子を発見する手掛かりになるんだ。また，交絡が疑われる因子で層別化して解析することも，交絡因子発見の手掛かりになる。

うーん・・・ちょっと難しいです。何か具体的に教えていただけるとうれしいんですが・・・

こんな例はどうかな？
マッチングされていない症例対照研究で，コーヒーを頻回に飲むことと肺がんの発症しやすさの関係を調査したとしよう。肺がんの患者さん100人と，彼らに年齢や性別をマッチさせた肺がんでない方100人を調査して，それぞれコーヒーをよく飲むかほとんど飲まないかを調査したとする。
数値は私が説明のために作ったものだよ（**図14**）。

	患者群	対照
コーヒーよく飲む	80	65
コーヒーあまり飲まない	20	35
合計	100	100

オッズ比＝2.15

図14 コーヒーと肺がんの調査結果

あら，オッズ比が出てますね。オッズはこの場合はどのようにして求めるんですか？

患者群では，コーヒーを「よく飲む人」対「あまりの飲まない人」になるので，$\frac{80}{20} = 4$ になります。また，対照群では，$\frac{65}{35} = 1.86$ ですね。

それじゃオッズ田先生，オッズ比を計算すると？

$\dfrac{\frac{80}{20}}{\frac{65}{35}} = 2.15$ になります。

そうだね。そうすると、コーヒーをよく飲むことと肺がんは関係がありそうだ。ここで、喫煙が交絡因子の疑いが強いため、喫煙者と非喫煙者に分けて、コーヒーと肺がんの関係をまとめてみよう（**図15**）。

	疾患発症	発症せず
コーヒー　多飲	80	65
コーヒー　飲まない	20	35
合計	100	100

オッズ比 = 2.15

喫煙者と非喫煙者で層別化

喫煙者

	症例	対照
コーヒー　多飲	72	45
コーヒー　飲まない	8	5
合計	80	50

オッズ比 = 1.0

非喫煙者

	症例	対照
コーヒー　多飲	8	20
コーヒー　飲まない	12	30
合計	20	50

オッズ比 = 1.0

図15　喫煙で分けてオッズ比を求める

喫煙者のオッズ比は1.0、そして非喫煙者のオッズ比も1.0となる。

もともとのオッズ比が2.15でしたから、ずいぶん違いますね！

だいたい2倍だね。かなり喫煙によって影響されていたことがわかる。

これが交絡の力です。この交絡の影響を明らかにするためには，このように，性別，年齢など，交絡因子の可能性がある因子で分けて解析する方法をよく使うんだ。これを**層別化**とよんでいるよ。

用語
層別化
stratification

なるほど，対象を交絡因子で分類して，それぞれのオッズ比を求めると，交絡因子の影響のないオッズ比が求まるということですね。

そのとおり！

バイアスと交絡への対応

それにしてもバイアスや交絡があると，どんなに解析しても正確な結果が得られないような気がしてきたなぁ。何か対処方法はないんですか？

いままで見てきたように，バイアスや交絡によって，原因と結果の関係性がゆがめられて観察されるね。だからバイアスや交絡をいかにしてコントロールするか考えて，研究をデザインして，解析する必要があるんだ。
選択バイアスは基本的に研究デザインの段階で発生するし，情報バイアスは情報収集の段階で発生してしまう。バイアスを防ぐためには
① 曝露因子と結果の定義を明らかにし，参加者の振り分けミスをできるだけ減らすこと
② 縦断研究ではできるだけ追跡し脱落者を減らすこと
③ 適切な非曝露群を設けること
④ データの収集に際してどのようなデータを集めるのか定義づけを明確にし，測定器のメンテナンスや測定技量の標準化など正確な測定を心がけること
などの方法があるよ。

バイアスは研究を計画するときに予防できそうですね。じゃあ、交絡にはどうやって対処するんですか？

交絡への対応は、デザインの段階と解析の段階で行うんだ。デザインの段階では、**制限**, **マッチング**, **無作為割り付け**を行い、解析では**層別化**や**多変量解析**などを行う。**制限**は、特定の対象者に絞ること。研究結果の普遍化は狭くなるけど、結果に交絡が関与することを防ぐことができるんだ。**マッチング**は、症例対照研究などで、症例群と対照群の年齢や性別を一致させること。**無作為割り付け**は、交絡を割り付け段階で制御するんだよ。

― 用語 ―
制限
restriction
マッチング
matching
無作為割り付け
random allocation

なるほどねぇ〜。「転ばぬ先の杖」で、バイアスはあらかじめ予防して、解析でもより正確な結果が出るような方法を使うということですね。

わかってきたね。
はい、お待たせしました。それでは次からいよいよデータの話に入ろうか。

臨床研究 成功のヒケツ15
交互作用（interaction）

　1つの危険因子に対しての疾患の発生の関係と交絡の影響を見てきました。しかし、危険因子が複数存在する場合もあります。複数の危険因子が共存する場合の疾患の発生率が、個々の要因単独で期待される発生率と異なる場合、**交互作用**が働いているといいます。例えば、喫煙とある疾患 A の発生に関するコホート研究をしたとしましょう。全体のハザード比は 3.0、50 歳代では 2.8、60 歳代では 3.1、70 歳以上では 7.8 だったとします。年齢によって、喫煙と疾患 A の発生の関係が異なっています。つまり、年齢はこの関係を修飾しています。交互作用は交絡とは違います。交絡はランダム化比試験などの研究デザインで予防することができますが、交互作用は実際に生じている作用なのでコントロールして予防することはできません。交互作用が疑われた場合は、層別化分析してみることが有効です。

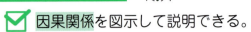

まとめよう！17

☑ 因果関係を図示して説明できる。

☑ 妥当性と精度の種類がわかる。

☑ バイアスの種類を挙げ，それぞれ説明できる。

☑ 交絡の定義を説明できる。

☑ バイアスや交絡への対策がわかる。

挑戦しよう！15

問題

以下の研究にはどのような誤差が正確性に影響しそうか，選択してください。

A　情報バイアス
B　選択バイアス
C　交絡

1. 男性 12,345 人に対して飲酒が，ある疾患 A のリスクを高くするか 20 年間追跡調査した。結局，8,765 人が脱落した。3,580 人を対象に解析したところ，普段から飲酒していたのは 20％ であり，10％ に疾患 A が発症した。脱落した男性を対象に，追跡調査を行ったところ，80％ が普段から飲酒しており，56％ に発症していた。

2. 外来通院患者に対して，10 年前の喫煙状況についてアンケート調査した。喫煙状況は患者に記入してもらった。

3. 透析患者における血清コレステロール値と死亡リスクについてコホート研究を行った。低コレステロール値の患者と正常なコレステロール値の患者と比べると，死亡のオッズ比が 2.3 であった。その後，再解析し，低栄養で調整すると，オッズ比は 1.0 であった。

答え

1. B　2. A　3. C

Ⅱ p値子先生のコホート研究編

データと基本統計量

目標

手に入れたデータの傾向をみることは,解析の第一歩です。データについて検討し,背景因子をまとめましょう。本章では,複数の群間の比較も学びます。

今度はデータがどこを向いているかを考える

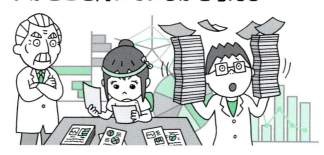

箱ひげ: 必要なデータについて相談しよう。

p値子: 65歳以上のCKD患者さんのデータが欲しいんです。

オッズ田: それからエンドポイントは,「透析導入」と「15%以上のeGFRの低下」なので,透析導入したかということ,eGFRの時間的な経過が必要になります。

p値子: 「いつ」エンドポイントが生じたかということも必要ですね。

箱ひげ: あとは追跡期間に何か生じて追跡できなくなっていなかったか,だね。

オッズ田: 例えば,死亡とか,引っ越しですね。

p値子: これも「いつ」生じたかが必要ですよね。

箱ひげ: 研究を終了するまでイベントが観測できなかったことを**打ち切り**とよぶよ。打ち切りの原因は，観察終了時にイベントが生じていない場合と，引っ越しなどの**脱落**や対象としないイベントが起き追跡が不可能になる場合がある。エンドポイントに関係するデータで必要なのは，エンドポイントの発生と，何らかのイベントの発生について，そして，各追跡期間とすることができるね。
じゃ，次に必要なデータは何がある？

> 用語
> 打ち切り
> censoring
> 脱落
> drop out

オッズ田: 今回の曝露因子は「尿蛋白量」なので，「尿蛋白量」の情報が必要です。

箱ひげ: 24時間蓄尿のデータがあるので，それを使うことにしよう。

p値子: 前回の研究で，「喫煙」は腎機能などとの関係が認められました。これも調査したいですね。でも「喫煙」には，「現在喫煙中」も，「現在禁煙中」も含まれますよね。分けなくていいのかしら？

オッズ田: うーん。そしたら「現在喫煙中であること」ではどうだろう？

箱ひげ: うん，いいね。それでいきましょう。ほかに必要な情報はないかな？

オッズ田: あとは・・・背景因子は必要です。年齢，性別，合併症。

合併症は，CKDの進行に関係することですから，高血圧，糖尿病ですね。

どのような糖尿病にしたらいいと思う？

「CKDの進行」に関係することだから，CKDの原因として「糖尿病性腎症」でどうでしょう。糖尿病性腎症は透析導入の原因として最も多い原因ですし。

でも，シンプルに，腎機能自体も関係しますよ。CKDステージによって，エンドポイントの発生しやすさが違うと思います。

ステージG5では腎機能が低下しやすいもんね。それに，尿蛋白量もCKDの進行に関係してくる。

まとめると，透析導入，eGFR，エンドポイントの発生の有無，イベントの発生，追跡期間，CKDステージ，年齢，性別，高血圧の既往，糖尿病性腎症の有無，喫煙，尿蛋白量，だね。

はい，やっと本題に入ってワクワクしてきました。

基本統計量

それでは，前にやった研究を思い出して，基本統計量を求めよう。今回は尿蛋白量を曝露因子にするよ。

データセットはこんな感じになってます（**図16**）。

ID	透析導入	egfr0	egfr12	エンドポイント	追跡日数	CKDステージ	年齢	男性	高血圧	糖尿病性腎症	喫煙	尿蛋白量
1	0	55	40.6	1	78	3	71	1	1	1	1	2.84
2	0	28.6	27.5	0	365	4	78	1	1	0	0	2.36
3	0	18.1	17.7	0	365	4	76	0	0	1	1	0.74
4	0	27.3	12	1	252	4	82	1	1	1	0	3.82
5	1	16.6	8.9	1	178	4	84	0	1	0	1	2.59

図16 コホート研究のデータセット
年齢は歳，尿蛋白量は g/day としている。egfr0 は研究開始時の eGFR，egfr12 は 12 カ月後ないしエンドポイントに達したときの eGFR を表している。

「透析導入になったか」あるいは「15％以上 eGFR が低下したか」で，エンドポイントのセルは埋められている。患者さんで亡くなった方はいらっしゃらなかったから，イベントの発生はデータとして記載されていないよね。

エンドポイントが「1」の方は，追跡期間が 365 日以内ですね。

全部で 217 人です。

臨床研究 成功のヒケツ16

競合リスク（competing risk）

　複数のイベントでは，あるイベントが生じると，ほかのイベントが発生しないような場合があります。例えば，「透析導入」のような腎臓機能についてのイベントを調査した場合，「死亡」のようなイベントが発生することがあります。「死亡の前に透析導入」した場合，「透析導入の前の死亡」は観察されませんし，「透析導入前に死亡」した患者さんでは「透析導入」は観察されません。このような「透析導入」と「死亡」の関係を「競合リスク」とよびます。

箱ひげ：IDはこの研究のためのIDだよ。患者さんがどの方かわからないようにしているので、「連結不可能匿名化」しているんだ。匿名化の際に、符号や番号による個人との対応表を残しておき、必要な場合に人を識別できるようにする方法を、「連結可能匿名化」というんだ。「エンドポイント」は、エンドポイントの発生の有無、Yesを1、Noを0としている。同様にほかの2値変数もYesを1、Noを0としてるよ。わかるね。それでは、連続変数の項目について分布を確認しよう。

p値子：年齢とeGFRはほぼ正規分布でした。

オッズ田：じゃ、尿蛋白量の分布はどうかな？

p値子：あっ！かなり偏った結果になりました。正規分布をしていません（**図17**）。

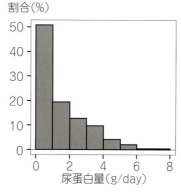

図17 尿蛋白量のヒストグラム

オッズ田：箱ひげ先生、このような場合どうすればいいんでしょうか？

箱ひげ：このような**正規分布**していない場合の対処法として、尿蛋白量でいくつかの群に分けてみるといいよ。各群を**カテゴリー変数**として扱い、その群間で比較するんだ。

オッズ田：基準値はどうしましょうか？

箱ひげ：代表的なものとして、**四分位数**で群に分ける場合がある。これによって、各群の人数がほぼ等しくなるね。EZRで分けてごらん。まず、尿蛋白量の四分位数を求めるとどうなる？

第1四分位数が0.23 g/day，中央値が0.98 g/day，第3四分位数が2.37 g/dayでした。

この3つの値で4群に分けて，各群の基本統計量を求めてみよう。EZRを立ち上げて，「**アクティブデータセット**」の「**変数の操作**」をクリック。そして「**連続変数を指定した閾値で3群以上に分けた変数を作成する**」をクリックしてみよう（**図18**）。

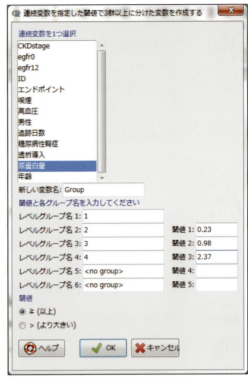

図18　Groupを作成

はい，できました。Group 1が0.23 g/day未満，Group 2が0.23 g/day以上0.98 g/day未満，Group 3が0.98 g/day以上2.37 g/day未満，Group 4が2.37 g/day以上です。人数はそれぞれ53人，55人，54人，55人とほぼ等しくなりました。

この場合の表は，4群のデータだけ？全体についても記載したほうがいいですよね。

そうだね。このような表を作って埋めましょう（**図19**）。

	全体	Group 1	Group 2	Group 3	Group 4
人数					
男性（%）					
年齢（歳）					
eGFR					
・ ・ ・ ・ ・	・ ・ ・ ・ ・	・ ・ ・ ・ ・	・ ・ ・ ・ ・	・ ・ ・ ・ ・	・ ・ ・ ・ ・

図19 背景因子の表

項目は今回いただいたデータの項目ですね。

そう。そして当然エンドポイントも記載するんだよ。

例えば男性のところは，人数と各群での割合（%）を記載するんですね。年齢やeGFRのような連続変数は，以前習ったように，平均値と標準偏差を記載すればいいんですね？

そうですね。尿蛋白量は正規分布していなかったので，そのような場合，平均値と標準偏差では分布がわかりませんね。四分位数も記載しましょう。

はーい。やってみます。

一元配置分散分析
(One-way analysis of variance, one-way ANOVA)

前の横断研究では,「非喫煙者」と「喫煙者」に分けて,eGFRの比較を行いました。でも今回は4群ですよね。どのようにして比較すればいいのか・・・ちょっと見当がつきません。

前回 **t 検定**を行ったときに仮説を立てたことを覚えてる？

はい。喫煙者と非喫煙者のBMIの平均を比較したので,「喫煙者群のBMIの平均と非喫煙者群のBMIの平均は等しい」だったと思いますが・・・。

そう。基本的な作法は一緒だよ。4群間で平均値に違いがあるか検定するには,**一元配置分散分析**を使用するんだ。

イチゲンハイチブンサンブンセキ！うーん・・・名前を聞いただけでくらくらしてきました・・・

いかつい名前だけど,すぐに慣れるよ。

ピカソは名前が長かったですが,ピカソで通じますよね。パブロ・ディエゴ・ホセ・フランシスコ・デ・パウラ・ファン・ネポムセーノ・マリーア・デ・ロス・レメディオス・クリスピアーノ・デ・ラ・サンティシマ・トリニダード・ルイス・イ・ピカソ。

オッズ田先生,よく覚えてますね〜。すごい！じゃあじゃあ,私も言えますよ。マリー・アントワネットは,フランス語では,マリー・アントワネット・ジョゼファ・ジャンヌ・ド・ロレーヌ・ドートリシュ,ドイツ語ではマリア・アントーニア・ヨーゼファ・ヨハーナ・フォン・ハプスブルク＝ロートリンゲンです！

はい，はい。長い名前のうんちくはわかったから，次に進むよ。ここでは **one-way ANOVA** とよぶことにしよう。例えば，年齢を比較するとして，仮説はどうなる？

帰無仮説は，差がないということをいうんですよね。「年齢の平均値にGroup間の差はない」ということになります。

そうだね。p値子先生，**対立仮説**は？

はい。「年齢の平均値にGroup間の差がある」ということになります。

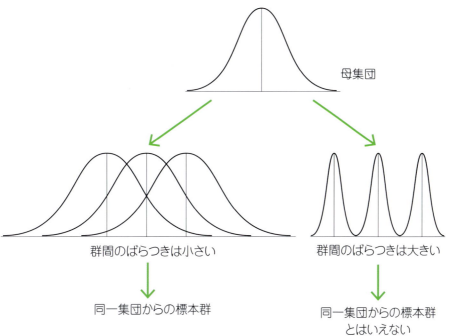

図20　One-way ANOVA のイメージ

そのとおり！3つ以上の群がいずれも同一の母集団から抽出された標本であるかを検討する場合に使用し，平均値がすべて等しいかどうかを検定するんだ。ポイントは，各群がそれぞれ正規分布に従って，母分散が等しいとみなせることが前提になっている。そのうえで，全体の数値のばらつきを群間のばらつきと群内のばらつきに分けて考える。もし各群が同じ母集団から抽出されたとすると，群間のばらつきが群内のばらつきと同程度になるはずだ。また，群間のばらつきが群内のばらつきよりも大きければ，群間に差があると判断する（**図20**）。群やグループのことを水準とよんでいます。

詳しい計算方法ははしょるけど，年齢の水準間の変動と水準内の変動を計算して，その比 F 値を検定統計量とする。次に，**検定統計量 F 値**は F 分布するので，自由度 3（= 4 − 1），213（= 217 − 群数 4）の確率を求め，有意水準 0.05 と大小を比べればいいんだ（**図21**）。

ある要因により分類された k 個の水準について，水準間に差があるか検討する。n は標本の総数とする。

① 仮説の設定
　　帰無仮説　検査値の平均に水準間の差はない
　　対立仮説　検査値の平均に水準間の差はある

② 検定統計量を求める
　　計測値の水準間変動の平均平方と水準内変動の平均平方を計算して，その比を検定統計量 F 値とする。

③ 有意確率 p を求め，判定する
　　検定統計量 F 値は F 分布する。有意水準 α，自由度 $k-1$，$n-k$ の $F\alpha$ を求め，これを標本の F 値と比較し，大小を比べる。

	偏差平方和	自由度	平均平方	F値
水準間の変動	SS_A	$dfa=k-1$	$\dfrac{SS_A}{(k-1)}$	水準間の変動の平均平方 / 水準内の変動の平均平方
水準内の変動	SS_E	$dfe=n-k$	$\dfrac{SS_E}{(n-k)}$	
総変動	SS_T	$n-1$		

図21 One-way ANOVA の概略

計算が大変なので，EZR でやってみよう。まず「**統計解析**」の「**連続変数の解析**」にある「**3 群以上の間の平均値の比較**」をクリックしてください。目的変数として「**年齢**」，比較する群として「**Group**」を選択する。「**等分散と考えますか？**」を「**はい**」として「**OK**」をクリックすればいいよ。

えーっと，*p*=0.231 となり，0.05 よりも大きい値になりました。

つまり帰無仮説は棄却されなかった。ということは差はないということですね。

同様に eGFR についても計算して表に記入しよう。

あらっ，**One-way ANOVA** は，「*t* 検定」に似ていますね。

臨床研究 成功のヒケツ17
パラメトリック検定とノンパラメトリック検定

　パラメトリック検定は母集団の分布がある特定の分布に従うデータに対して行う検定法です。*t* 検定では正規分布のデータが必要になります。一方，ノンパラメトリック検定では，分布がある特定の分布に従う前提を仮定しません。その代わりに，各データに大小の順位をつけ，その順位を検定に利用します。

そう！2群間の平均値の差の検定を行う際には t 検定でも one-way ANOVA でも同じ結論が得られるという特徴があるよ。また，one-way ANOVA は分散分析の一種で，**分散分析**にはほかにもさまざまな方法があるんだよ。

ところで，箱ひげ先生。尿蛋白量は正規分布ではなかったんですよね。

数値には，正規分布しない場合や順序データのような不連続な分布を示す場合もある。このような場合には平均値を使った検定ができないので，標本の分布を仮定しないノンパラメトリック検定を行うんだ。検査値自体を使用するのではなく，検査値の大きさによって順位をつけ，それをもとに検定するという方法だ。今回のように3群以上に対しては **Kruskal-Wallis 検定**を行います。

t 検定に相当するものもありますか？

> 用語
> Kruskal – Wallis（クラスカル・ウォリス）検定
> Kruskal-Wallis test

独立な2群を比較する際には，**Wilcoxon の順位和検定**を行い，対応のあるデータに関しては，**Wilcoxon の符号付順位検定**を行えばいいよ。いずれも，検査値に順番をつけ，その番号で検定することがポイントだ。
この Kruskal-Wallis 検定も EZR で計算できるよ。まず，「**統計解析**」の「**ノンパラメトリック検定**」にある「**3群以上の間の比較**」をクリックして「**目的変数**」を「**尿蛋白量**」，「**グループ**」を「**Group**」にして，「**OK**」。

p 値 <0.0001 となりました。

> 用語
> Wilcoxon の順位和検定
> Wilcoxon rank sum test
>
> Wilcoxon の符号付順位検定
> Wilcoxon signed-rank test

「尿蛋白量に群間差はある」ことになりました。なるほど，もっともな答えだ。

それからほかの項目の「男性」や「糖尿病性腎症」などはどのように取り扱えばいいですか？

前と同じく，「**カイ二乗検定**」でいいでしょうか？

それでいいよ。これも EZR で計算しよう。「**名義変数の解析**」の「**分割表の作成と群間比率の比較**」をクリックして，「**行の選択**」では「**男性**」，「**列の選択**」では「**Group**」を選択する。次に仮説検定で「**カイ二乗検定**」を選択して，「**OK**」だよ。

出ました〜。結果は $p=0.077$ となりました。ということは，「男性の比率に群間の差がない」ということになるんですね。

p値子先生，ほかの項目も同様にやってみようよ。

は〜い。こんな感じで表にまとめてみました（**表1**）。

	全体	Group 1	Group 2	Group 3	Group 4	p値
人数	217	53	55	54	55	
男性（%）	166 (76.5)	35 (66.0)	40 (72.7)	44 (81.5)	47 (85.5)	0.077
年齢（歳）	70.2±8.0	68.3±6.3	70.5±8.0	70.5±8.0	71.3±9.2	0.23
eGFR	23.9±13.8	32.2±12.8	27.9±13.5	17.4±11.2	18.4±12.1	0.0001
CKDステージ G3 (%) G4 (%) G5 (%)	66 (30.4) 72 (33.2) 79 (36.4)	26 (49.1) 21 (39.6) 6 (11.3)	25 (45.5) 19 (34.5) 11 (20)	8 (14.8) 12 (22.2) 34 (63.0)	7 (12.7) 20 (36.4) 28 (50.9)	0.0001
尿蛋白量（g/day）	1.49±1.50 0.98 (0.23, 2.37)	0.10±0.06 0.10 (0.05, 0.14)	0.56±0.23 0.59 (0.32, 0.75)	1.57±0.37 1.48 (1.27, 1.84)	3.67±1.10 3.33 (2.82, 4.21)	0.0001
高血圧（%）	98 (45.2)	11 (20.8)	22 (40)	26 (48.1)	39 (70.9)	0.0001
糖尿病性腎症（%）	79 (36.4)	10 (18.9)	15 (27.3)	21 (38.9)	33 (60)	0.0001
喫煙（%）	37 (17.1)	5 (9.4)	9 (16.4)	8 (14.8)	15 (27.3)	0.092
エンドポイント（%）	71 (32.7)	2 (3.8)	10 (18.2)	27 (50)	32 (58.2)	0.0001

表1 背景因子のまとめ
連続変数は，平均値 ± 標準偏差として表示してある．尿蛋白量は正規分布でないため，平均値 ± 標準偏差のほか，中央値（第1四分位数，第3四分位数）が記載してある．

お〜っ，すごく早い！お疲れ様！

それでは傾向を見てみよう．

オッズ田: 統計学的な有意差が得られたものは，eGFR，CKDステージ，尿蛋白量，高血圧，糖尿病性腎症，エンドポイントでした。

p値子: エンドポイントはGroup 4で58.2%に，Group 1で3.8%に観察され，明らかに違いが出ましたね。

箱ひげ: それではエンドポイントの発生率とGroupの関係についてより詳しく見ていきましょうか。

臨床研究 成功のヒケツ18

多重比較検定 (maltiple comparison test)

　一元配置分散分析は群間に差があるか否かを示すことができるだけで，どれが違うのか明らかにすることはできません。そこで，2つの群をそれぞれ比較することになります。例えばt検定を2回行ったとします。そこで同じ有意水準0.05が繰り返して適用されると，第一種の過誤が生じる確率は，1 - 0.95×0.95=0.0975となり，0.05よりも大きくなります。回数を重ねるごとに，この第一種の過誤が生じる確率は大きくなります。この問題を考慮に入れた比較法には，Tukey法，Dunnet法や，通常の検定の繰り返しを補正するBonferroni法があります。Bonferroni法は，検定をk回行う際に有意水準 α を $\frac{\alpha}{k}$ と補正する方法です。

まとめよう！18

- ✓ 一元配置分散分析について説明できる。
- ✓ パラメトリックとノンパラメトリックの違いがわかる。
- ✓ 2群間で比較する場合と，3群以上の群で比較を行う場合のノンパラメトリックな検定がわかる。

挑戦しよう！16

問題

ある学校で統計のテストを行いました。A組，B組，C組の点は以下のとおりでした。統計ソフトを使用して，各組の平均点に差があるのか，検討してください。

生徒番号	A組	B組	C組
1	48	38	74
2	30	82	47
3	57	63	96
4	51	36	60
5	39	35	92
6	48	68	65
7	72	41	59
8	18	43	89
9	30	67	38
10	63	66	68

答え

① 各組の平均値を求めます。A 組は 45.6 点，B 組は 53.9 点，C 組は 68.8 点でした。

② 各組の点数の分布が正規分布しているか調べます。EZR を使ってみます。「**統計解析**」の「**連続変数の解析**」にある「**正規性の検定**」をクリックします。Shapiro-Wilk 検定の結果をみると，A 組は p=0.96，B 組は p=0.097，C 組は p=0.73 となりました。帰無仮説は，「正規分布である」ということですので，正規分布していると考えます。

③ 次に，等分散性の検定を行います。「**統計解析**」の「**連続変数の解析**」にある「**3 群以上の等分散性の検定**」をクリックします。Bartlett 検定が行われました。帰無仮説は「**各群の分散は均一である**」です。p=0.89 となりましたので，各組の分散は均一と考えます。

④ 「各組の平均点に差はない」という帰無仮説を，one-way ANOVA で検定します。「**統計解析**」の「**連続変数の解析**」にある「**3 群以上の間の平均値の比較**」をクリックします。p=0.021 となりましたので，有意差を認めました。

⑤ 次にどの組の平均点が低いのか Tukey の多重比較を行います。③で one-way ANOVA を行うときに，「**Tukey の多重比較**」をクリックすると，比較が行われます。A 組と B 組の平均値の差は p=0.55，A 組と C 組の平均値の差は p=0.018，B 組と C 組の平均値の差は p=0.16 でした。A 組と C 組の平均値のみ，有意差を認めました。

5 ロジスティック回帰分析

Ⅱ p値子先生のコホート研究編

目標

臨床研究で頻用される指標がオッズ比です。ロジスティック回帰分析（logistic regression analysis）を使うと，オッズ比を求めることができます。また，背景因子で調整したオッズ比も求めることができます。ロジスティック回帰分析の便利な機能について学びましょう。

統計どまんなか！
～でもこれまでの積み重ねがあれば怖くない～

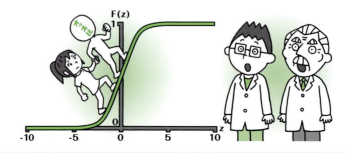

エンドポイントの発生率とGroupの関係を，どのようにして評価していくんですか？

せっかく勉強した指標があるじゃないか。まずオッズ比を使ってみよう。

そうか，思い出しました！オッズ比は横断研究で使いましたね。あのやり方だと，Group 1のオッズと，そのほかのGroupのオッズを求めればいいですね。

そう，よく思い出したね。ではオッズ比を求めるにはどうすればいい？

基準となるGroupを決めてオッズの比を計算すればよいと思います。例えば，Group 1を基準として，Group 4とGroup1のオッズを比べると35.5になります（**図22**）。

	エンドポイントの発生あり	エンドポイントの発生なし
Group 1	2	51
Group 4	32	23

Group 1 の
エンドポイント発生オッズ $= \frac{2}{51} = 0.0392$

Group 4 の
エンドポイント発生オッズ $= \frac{32}{23} = 1.39$

Group 4 の Group 1 に対する
オッズ比 $= \frac{1.39}{0.0392} = 35.5$

図22 オッズの計算

箱ひげ

それでは，ほかのグループと Group 1 のオッズ比を求めてみよう．

オッズ田

計算をパッと一度に行う方法はありませんか？手で計算すると間違えそう…

箱ひげ

それでは，**ロジスティック回帰分析**を使おう．説明するね．オッズをより正確に見積もる方法を考えてみよう．エンドポイントは，0と1にコード化し，数値として処理することができる．重回帰分析は従属変数の誤差分布が正規分布であるという仮定のもとに成立しているため，0と1を従属変数として扱うことは適当でないんだ．そこで，この2値変数に対してモデル化する解析を行うんだ．これがロジスティック回帰分析だ．この分析を用いると
① 疾患発症の確率を求めること
② オッズ比を求めること
ができる（**図23**）．

用語
ロジスティック回帰分析
logistic regression analysis

ロジスティック回帰分析
↓
疾患発症確率
↓
調整したオッズ比

図23 ロジスティック回帰分析の利用

p値子

疾患発症の確率ですか？確率は0から1ですが，エンドポイントは0か1ですよね．うまく合いませんが…

その架け橋がロジスティック回帰分析になるんだよ．確かに，ある現象の発生する確率（p）は0から1の範囲にある．0から1の間しかならない関数を使用すれば，pをその関数で表すことができるね．そこで使えるのが，ロジスティック関数だ．ロジスティック関数f(z)は，zが－∞から∞の範囲で，任意のzに対して0から1の値になるので適しているんだ（図24）．

f(z)を死亡確率（リスク）を表しているとすると，zがある値（閾値）になるまではリスクはゆっくり上昇し，その後急激にリスクは上昇し1近くになる．この閾値とS字型モデルは多様な疾患概念に応用することができるということだよ．

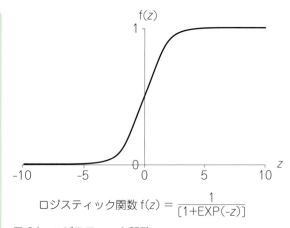

ロジスティック関数 $f(z) = \dfrac{1}{[1+EXP(-z)]}$

図24 ロジスティック関数
zに対して0から1の値をとることを，確率の計算に利用する．

用語
ロジスティック関数
logistic function

なるほど，eGFRが低下してもなかなか「透析導入」のリスクは上がらないけど，ステージG5になるとリスクが上がることに応用できそうですね．

そうだね．エンドポイントとある指標Xの関係を調べてみよう．まず，エンドポイント発生の確率を計算します．少し式が出てくるけど，雰囲気をつかんでもらえばいいよ．

$$\text{エンドポイントの発生確率 } P = \dfrac{1}{[1+EXP\{-(\alpha+\beta X)\}]}$$

うーん．式は難しいけど，なんとなく，雰囲気はわかります．Xのところにある指標の値，糖尿病性腎症とかが入るんですよね．

おお，鋭いね．次に，この確率Pを使ってオッズを計算すると…

オッズ比は，生じる確率と生じない確率の比なので，

$$\text{オッズ} = \frac{P}{(1-P)}$$

となります。

ここに先ほどの式を代入してみよう。

$$\text{オッズ} = \text{EXP}(\alpha + \beta x)$$

となりました。

オッズの対数をロジットとよぶよ。では，グループ A とグループ B のオッズ比を求めてみようか。グループ A と B の X をそれぞれ X_A，X_B とする。この値を使って，オッズ比を計算すると？

$$\text{オッズ比} = \frac{\text{グループ A のオッズ}}{\text{グループ B のオッズ}}$$

なので，α が相殺されて

$$= \text{EXP}\{\beta(X_A - X_B)\}$$

となります。なるほど，結局係数 β が求まれば，オッズ比を求めることができるわけですね！

X_A が 1，X_B が 0 ならば，EXP(β) がオッズ比ですね。すごくシンプルになりました。

ロジスティック関数はむずかしそうだけど，このようにシンプルな結果につながるので便利だよ。

調整したオッズ比を求めよう

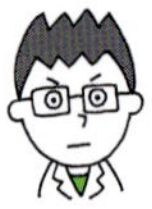

オッズ田：この比較は A，B の 2 グループですが，私たちの Group は 4 群ですよね。それでも比較することは可能ですか？

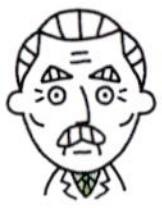

箱ひげ：原理は一緒なので，Group 1 に対する Group 4 のオッズ比を計算することもできるよ。では，EZR を使って計算してみよう。「**統計解析**」の「**名義変数の解析**」にある「**2 値変数に対する多変量解析**」をクリックしてください。

p値子：目的変数は「**エンドポイント**」でいいんですか？

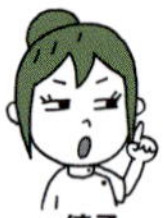

箱ひげ：はい。説明変数は，「**Group**」にしましょう。

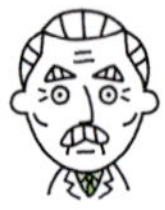

オッズ田：そして「**OK**」をクリックですね（**図 25**）。

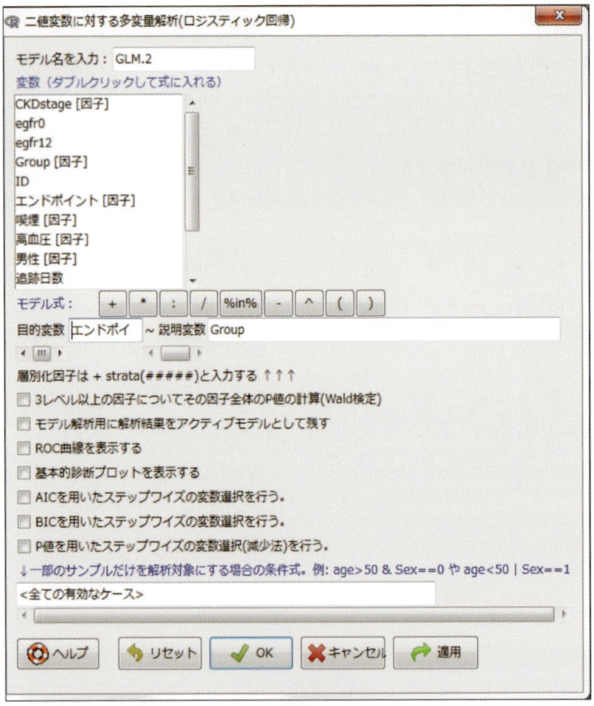

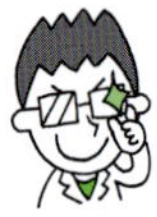

図 25　EZR でのオッズ比の求め方

結果はこのようになりました（**表2**）。

	オッズ比	95% 信頼区間下限	95% 信頼区間上限	*p* 値
Group 2	5.67	1.18	27.2	0.030
Group 3	25.5	5.63	115.0	0.0001
Group 4	35.5	7.83	161.0	0.0001

表2　Group1に対するほかのGroupのエンドポイント発生のオッズ比

以前，手で計算したときと同じく95%信頼区間も求まるんですね。こりゃ便利だ！

この結果から何がいえると思う？

えーと・・・「Group 1に対して尿蛋白が多くなるとエンドポイントが発生しやすい傾向にある」ということがいえると思います。

以前重回帰分析を教わったときは，主な曝露因子の「喫煙」以外の「年齢」，「BMI」，「男性」などのほかの変数も投入しましたよね。ロジスティック回帰分析も可能ですか？

可能です。重回帰分析と同じように調整したい変数を投入することができるよ。
先ほどは X が1つだったけど，その代わりに複数入れることができる。年齢，男性，CKDステージ，などだよ。調査項目を X_1, X_2, ・・・・などと表示すると，疾患発症Dの確率 $P(X)$ は X_1, X_2, ・・・・の式で表されるね。z をこれら X_i で定義するならば，先ほどのロジスティック関数は $P(X)$ を X_i の関数として扱うことができるんだ（**図26**）。

疾患発症確率 p を多変量解析で表したい。どうすればよいか？

↓

そうだ！ロジスティック関数 f(z) が 0 から 1 の値をとることを使おう！

↓

ロジスティック関数 $f(z) = \dfrac{1}{[1+EXP(-z)]}$

z に患者データをあらわす指標を入れると，ロジスティック関数を多変量解析として使うことができる

$z = \alpha + \beta_1 X_1 + \beta_2 X_2 + \beta_3 X_3 + \cdots + \beta_k X_k$

年齢　男性　CKD ステージ

↓

疾患発症確率を患者データで表すことができた

ロジスティックモデルの完成！

$P(X) = \dfrac{1}{[1+EXP\{-(\alpha+\Sigma\beta_i X_i)\}]}$

図 26　複数の変数を投入する場合のロジスティックモデル

ここで，先ほどと同様に，疾患が発症するリスクのオッズを計算してみよう。オッズは，疾患が発症する確率としない確率の比だったね。グループ A と B の X をそれぞれ X_{Ai}，X_{Bi} として，オッズ比の計算を行うと，α が相殺されるので，シンプルな式が得られる。これが調整されたオッズ比だよ（**図 27**）。

箱ひげ

オッズ比を求めたい。どうすればよいか？

↓

オッズ $= \dfrac{P(X)}{\{1-P(X)\}}$　代入する　ロジスティックモデル
$= EXP(\alpha + \Sigma \beta_i X_i)$　　　$P(X) = \dfrac{1}{[1+EXP\{-(\alpha+\Sigma\beta_i X_i)\}]}$

↓

グループ A オッズ $= EXP(\alpha + \Sigma \beta_i X_{Ai})$ ← グループ A の背景因子
グループ B オッズ $= EXP(\alpha + \Sigma \beta_i X_{Bi})$ ← グループ B の背景因子

↓ 比をとる

オッズ比 $= \dfrac{\text{グループ A オッズ}}{\text{グループ B オッズ}}$

$= EXP\{(\Sigma \beta_i X_{Ai}) - (\Sigma \beta_i X_{Bi})\}$

$= EXP\{\Sigma \beta_i (X_{Ai} - X_{Bi})\}$ ← 患者群の背景因子の違いを反映している

図 27　複数の変数を投入する場合のオッズ比

なるほどー！グループAとグループBの背景因子の違いが、オッズ比に反映されるわけですね。

もしここで、ある治療法 X_1 について治療群とコントロール群をマッチさせたランダム化比較試験を行ったとする。性別、年齢、糖尿病の有無などの背景因子は治療群（グループA）とコントロール群（グループB）でまったく同じとすると、このオッズ比はどうなると思う？

X_1 は治療群で1、コントロール群で0とするんですね？ほかの X_2 ···が相殺されるので、
　　オッズ比 = EXP($\beta 1$)
となりました。

治療の効果がわかりました。

それでは、私たちが調査した因子を投入して、Groupとエンドポイントの関係を調べてみましょう。

同じようにクリックしてっと。はい、できました（**表3**）。

	調整したオッズ比	95% 信頼区間下限	95% 信頼区間上限	p 値
Group 2	3.64	0.656	20.2	0.14
Group 3	35.1	6.21	199.0	0.0001
Group 4	40.8	7.13	233.0	0.0001

表3　調整したオッズ比

投入した「年齢」「男性」「CKDステージ」「高血圧」「糖尿病性腎症」「喫煙」で調整したことになるんですね。

この求めたオッズ比を**調整したオッズ比**とよぶんだ。

―用語―
調整したオッズ比
adjusted odds ratio

これだとGroup 2は有意ではなくなりました。背景因子が影響していたんですね。

そうだね。このように，ロジスティック回帰分析の用途は，結果のYES，NOがはっきりしている研究全般つまり，横断研究，コホート研究，症例対照研究などで使われるんだ。ロジスティック回帰分析を用いると，原因と結果の関係を調べ，交絡因子の調整を行うことができるからね。

傾向スコア（propensity score）

ほかにロジスティック回帰分析の用途はないんですか？

ほかには**傾向スコア**を計算することができるよ。例えばコホート研究のような観察研究では，疾患発症について曝露群と非曝露群を比較するにあたり，各群の患者がランダムに割り当てられていないことが多く，背景因子の差が群間に存在してしまう。このような場合は，傾向スコアでマッチングすることで，曝露群と非曝露群の比較を行うと便利だね。傾向スコアとは，ある対象がある群に属する確率を利用するんだ。

p値子先生，わかる？僕はイメージがつかめない・・・

曝露による疾患発症を調査したコホート研究を考えてみよう。曝露群では実際には全員曝露されているけども，確率的に高い確率で曝露された対象のほかに，曝露される確率が低かったにもかかわらずたまたま曝露されてしまった対象もいるよね。一方，非曝露群では，高い確率で曝露を避けられた対象もいれば，本来は曝露されるべきだったにもかかわらず幸運なことに曝露を避けられた対象もいる。例えば，天気予報では，同じ降水確率でも雨が降っているところとそうでないところがあるようなもの，といえばわかるかな（**図28**）？

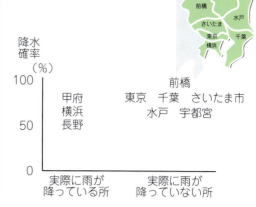

すると傾向スコアは降水確率ですか〜。同じ降水確率でも曝露されたり，されなかったり・・・。つまり，同じ確率なのに，雨が降っているところと降っていないところを比べることで，その地域を比較するわけですね。

図28 傾向スコアを天気予報で例えると

マッチングする場合には，曝露されるか，されないかが振り分けられたかのようになるんですね。

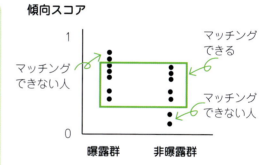

そうです。傾向スコアは曝露の確率を表すため0から1の間の値となるんだね。非曝露群でもさまざまな曝露の確率をもつということだ。両群に同じような傾向スコアの対象があればマッチングできるけど，なければマッチングできません（図29）。

図29 傾向スコアとマッチング

あ！なるほど！つまり，「曝露される」か「されない」か，微妙な状況の患者さんを比較して，エンドポイントの発生と曝露因子の関係を評価するんですね。

そうだね。傾向スコアは，背景因子を複雑に考えることなく曝露群と非曝露群をマッチングさせることができ，ランダム化したように背景因子を整えることができる。傾向スコアは，ロジスティックモデルを使って求めることができるよ。

うーんなるほど〜！論文を読むときに注意してみます。

臨床研究 成功のヒケツ19
いろいろなモデルの分類

　これまで，t 検定と一元配置分散分析の関係，t 検定と単回帰分析の関係を説明しました。つまり，t 検定，一元配置分散分析（one-way ANOVA），単回帰分析，重回帰分析を，すべて仲間として分類することができます。これらのモデルでは正規分布を扱い，総称して一般線形モデル（general linear model）とよばれています。ロジスティック回帰モデルはどうでしょうか？このモデルの従属変数は 0 と 1 の 2 値変数のため，一般線形モデルの仲間としてはやや外れています。そのため，すこし発展したモデルとして，一般化線形モデル（generalized linear mode；GLM）に分類されます。GLM では，正規分布だけではなくポアソン分布や二項分布などを選択することができるので，一般線形モデルよりも取り扱える範囲が広くなっています。また，反復測定や，クラスターデータなど相関のある観測値を分析できるように拡張したモデルもあり，一般化推定方程式（generalized estimating equation；GEE）とよばれています。また，より現実に即して考えると，曝露因子に対する反応には，対象者全体での「共通した反応」もありますが，「個人差による反応の違い」もあります。この「共通した反応」を「固定効果（fixed effect）」，個人差を「ランダム効果（random effect）」とよんでいます。例えるなら，子供たちにお菓子をあげたとしましょう。おそらく全員喜びますが，個人差があるのでリアクションは少しずつ違います。「お菓子をもらうと喜ぶこと」は平均的な反応ですので固定効果，個人差を「ランダム効果」として考えると，リアクションの違いに差があることが説明できます。モデルで考えると，線形モデルが固定効果のモデルになり，線形モデルにランダム効果を組み込んだモデルを線形混合モデル（linear mixed model；LMM）とよびます。GLM にもランダム効果を組み込むことができますので，そのようなモデルを一般化線形混合モデル（generalized linear mixed model；GLMM）とよびます。

まとめよう！19

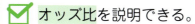

- ☑ オッズ比を説明できる。
- ☑ ロジスティック関数の形がわかる。
- ☑ ロジスティック関数を使ったイベントの発生確率の求め方がわかる。
- ☑ イベントの発生確率を使ってオッズ比を求めることができる。
- ☑ ロジスティックモデルをもとにオッズ比を求める過程がわかる。

挑戦しよう！17

ある疾患の予防薬の新薬が発売されました。コホート研究を行い，新薬の内服量と疾患の発症の関係を追跡調査したところ，以下の結果が得られました。内服量と発症の関係は以下のとおりでした。各人数を示します。

内服量	発症あり	発症なし	合計
飲まない	30	20	50
10 mg	20	20	40
20 mg	10	30	45
30 mg	10	60	70
合計	70	130	200

早速，統計ソフトRを用いて解析しました。飲まない群を対照として，10 mg群，20 mg群，30 mg群のオッズ比は以下のとおりです。

内服量	オッズ比	95% 信頼区間	p値
飲まない	対照		
10 mg	0.667	0.2880 〜 1.540	3.44e-01
20 mg	0.222	0.0892 〜 0.553	1.23e-03
30 mg	0.111	0.0462 〜 0.267	8.96e-07

問題
① この結果からどのようなことがいえますか？
② 分析で得られたロジスティックモデルはどのようなものだったのでしょうか？わかる範囲で書いてください。

答え

① 飲まなかった群と比較したオッズ比が得られています。オッズ比の95％信頼区間と p 値をみると，10mg 群は有意ではありませんでしたが，20mg 群と30mg 群では，有意にある疾患の予防効果を認めました。また，30mg 群のほうが20mg 群と比べてオッズ比が小さいので，投与量が多いほど予防効果があるのかもしれません。

② 疾患発症の確率を p とします。10mg 投与，20mg 投与，30mg 投与をそれぞれダミー変数（X_1，X_2，X_3）とし，投与された場合を1，されない場合を0とします。飲まなかった群の各変数（X_1，X_2，X_3）の値は，それぞれ 0，0，0 となります。
ロジスティックモデルを次のように表すことができます。

$$\text{logit}(p) = \ln\left(\frac{p}{1-p}\right) = \beta_0 + \beta_1 X_1 + \beta_2 X_2 + \beta_3 X_3$$

例えば，10mg 投与群の飲まなかった群に対するオッズ比を考えてみましょう。

飲まなかった群のオッズ $= \text{EXP}(\beta_0 + \beta_1 0 + \beta_2 0 + \beta_3 0) = \text{EXP}(\beta_0)$

10 mg 投与群のオッズ $= \text{EXP}(\beta_0 + \beta_1 1 + \beta_2 0 + \beta_3 0) = \text{EXP}(\beta_0 + \beta_1)$

10mg 投与群の飲まなかった群に対するオッズ比 $= \text{EXP}(\beta_0 + \beta_1 - \beta_0) = \text{EXP}(\beta_1)$

となります。つまり $\beta_1 = \ln(\text{オッズ比})$ ですので，$\beta_1 = \ln(0.667) = -0.405$ となります。同様に，$\beta_2 = \ln(0.222) = -1.505$，$\beta_3 = \ln(0.111) = -2.198$ となります。β_0 は，オッズ比だけでは計算できません。上の式をみてみると，

$$\beta_0 = \ln(\text{飲まなかった群のオッズ})$$

であることがわかります。飲まなかった群のオッズは，1.5 ですので，β_0 は 0.405 となります。
結果として得られたモデルは，以下のとおりです。

$$\text{logit}(p) = 0.405 - 0.405 X_1 - 1.505 X_2 - 2.198 X_3$$

統計ソフト R の結果をみてみましょう。

変数	係数	標準誤差	p 値
Intercept	0.4055	0.2887	0.16015
X_1	−0.4055	0.4282	0.34366
X_2	−1.5041	0.4655	0.00123
X_3	−2.1972	0.4472	8.96e-07

ほぼ一致しました。

6 生存時間解析

Ⅱ p値子先生のコホート研究編

目標

臨床研究では，追跡した期間を評価するため，生存時間を解析することが多くあります。曝露因子の有無や治療効果を追跡調査した臨床研究には，生存時間解析が欠かせません。生存率曲線とハザード比を学びましょう。

p値子先生，論文でよくみるあの図が作れるようになる

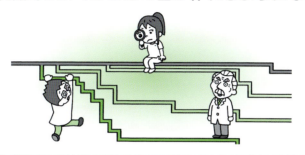

箱ひげ先生，前にアウトカムの指標について教えていただいたときに，追跡期間の重要性を説明してくださいましたね。その情報をどのように生かせばよいのでしょうか？

追跡期間を解析する方法を**生存時間解析**とよんでいるよ。では，今度は追跡期間とハザードについて検討してみようか。まず，生存率曲線を描いてみましょう。

用語
生存時間解析
survival analysis

論文に描いてある階段状の図のことですね。

そう。生存時間は各患者で異なるため，生存率を図示するとわかりやすくなるね。

Kaplan-Meier 法

打ち切りも含めて生存率を評価する際には，生存率を曲線で描く**Kaplan-Meier法**が広く使われています。まず，参加者の時間経過を研究参加時からエンドポイントまでを描く（図30）。次に開始時をすべて揃える（図31）。あとはエンドポイントの数と**打ち切り**をカウントし記載すればいいよ（図32）。

> 用語
> **Kaplan-Meier 法**
> Kaplan-Meier method
> **打ち切り**
> censoring
> **脱落**
> drop out

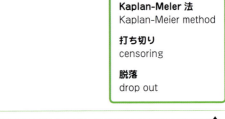

図30 患者の観察開始と終了時の追跡期間
開始時と終了時はまちまち。

打ち切りの原因は大きく分けて2種類あるよね。観察終了時にイベントが生じていない場合と，**脱落**や対象としないイベントが起き，追跡が不能になる場合だ。打ち切りはエンドポイントではなく，その最終観察時までエンドポイントが発生しないものとして扱うよ。だから私たちの研究の場合は，「CKDが進行していない」となるんだ。打ち切りは「エンドポイントが発生していない」と仮定するため，その時点のリスク集団の人数は減少してしまうがエンドポイント数としてはカウントされないね（図32）。

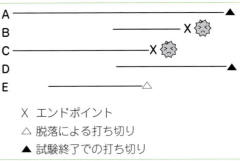

図31 各人の研究開始時をそろえる

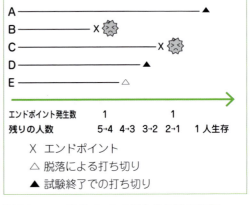

図32 エンドポイントの数と生存数の確認

追跡から外れた人は，エンドポイントになっていない，つまり CKD が進行していないものとして扱うことにするんですね。

そのとおりだよ。次に生存率を計算する。研究開始時はイベント発生0人のため腎生存率は1（100%）だね。次に，5人中1人で CKD が進行したため，腎生存率は $\frac{4}{5}$ となる。腎生存者4人のうち1名が脱落し3人となり，また脱落したため2人となるんだ。

脱落しても生存率は変わらないんですね。

最後に1人 CKD が進行し，残りが1人になったところで終了となり，**生存率曲線**が完成しました（図33）。最終的な生存率はどうなる？

用語
生存率曲線
survival curve

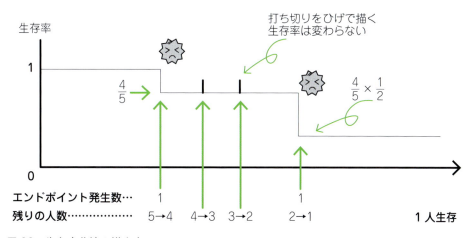

図33 生存率曲線の描き方
エンドポイント発生数と残りの人数を各時点で確認し，生存率を計算する。
打ち切りはヒゲで記載する。

生存率は最終的に $\frac{4}{5} \times \frac{1}{2} = \frac{2}{5} = 40\%$ となります。

イベントが発生する直前の生存者数を求め，前後の生存している割合を掛け合わせていくことがポイントだね。このように簡単な原理で生存率曲線を描くことができるんだね。

なるほど。複雑そうな曲線ですけど，原理は簡単ですね。

いつものように EZR で描いてみようか。

「**統計解析**」の「**生存期間の解析**」ですね。

うんうん，わかってきたね。「**生存曲線の記述と群間の比較**」だよ。「**観察期間の変数**」を「**追跡日数**」にして，「**イベント**」を「**エンドポイント**」にする。「**群別する変数を選択**」は，「**Group**」だよ（**図34**）。

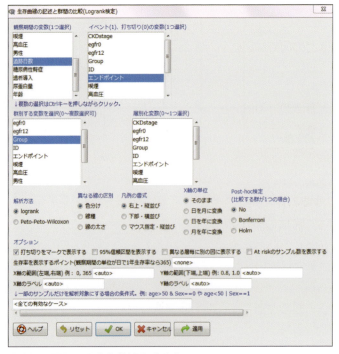

図34　EZR での生存曲線の求め方

そして「OK」っと。
はい，曲線が描けました。4群にきちんと分かれています（**図35**）。

この4群に差があることを，どのようにして検定すればいいんだろう？

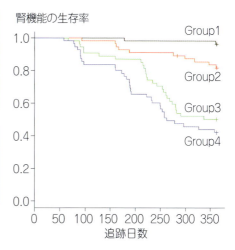

図35　腎機能の生存率曲線

群ごとに生存時間曲線が描けたあとは，次は群間で生存時間に差があるか比較するために，**ログランク検定**や**一般化Wilcoxon検定**を行うんだ。これらの検定では，ある一時点だけ評価するのではなく，全体の傾向として生存率に差があるかを評価するんだ。

---用語---
ログランク検定
log-rank test

一般化Wilcoxon検定
generalized Wilcoxon test

先ほどの図ではいかがですか？

解析方法が「logrank」になっていたので，ログランク検定が自動的に行われている。ここに p 値が描いてあるね。どういう意味になるかな？仮説を考えてみてください。

「4群間の腎機能の生存率は等しい」という仮説に対して p＜0.0001 だから，帰無仮説が棄却されたので，「4群間の腎機能の生存率は等しくはない」ということがいえますね。

そう。図のとおり，4群の腎機能の生存率は違ってたね。

ハザード比を求める

前に教えていただいたみたいに，ハザード比を求めることってできるんでしょうか？

はい，できますよ。そのためには，**Cox比例ハザードモデル**を知る必要があるね。

> **用語**
> Cox比例ハザードモデル
> Cox proportional hazard model

Cox・・・？またまた難しそうな名前ですね・・・

Coxの比例ハザードモデルは，生存時間とさまざまな因子（治療や背景因子）の関係を解析する手法なんだ。ある時間 t まで患者が生き残っていたとしよう。ある瞬間に患者さんが死ぬ死亡率を考えてみると，時間 t まで生存していた対象が区間（t, $t+dt$）で死亡する割合となる。この dt はほんの短い時間を表すよ。この死亡率を**ハザード関数** $h(t, X)$ で表します。X は，年齢，性別，合併症，治療法などの因子だよ。

$$h(t, X) = h_0(t) \, EXP(\alpha + \beta X)$$

ここで $h_0(t)$ は平均的な対象の瞬間死亡率を表し，時間に関係するけど，EXPの部分は時間に関係しません。

えぇ～っ！この式を解くんですか！？

> **用語**
> ハザード関数
> hazard function

解きたい？でもこれを解かなくても大丈夫。曝露群と非曝露群の死亡リスクを比較してみよう。X_1 を曝露の有無とすると，曝露群を「1」，非曝露群を「0」とすればいいね。ハザード比を私たちは知りたいので，先ほどの式に代入して比をとってみるとどうなるかな？

$$\frac{h(t,1)}{h(t,0)} = \frac{EXP(\alpha+\beta)}{EXP(\alpha)}$$
$$= EXP(\beta)$$

簡単になりました！マジックみた〜い！

オッズ比のときと同じですね。

そう，このβは定数なので，ハザード比もある一定の値になるよ。つまり，時間に関係なくいつも一定の値をとるんだ。

臨床研究 成功のヒケツ20

生存関数（survival function）

ある時間 t よりも長く生き残る確率を生存関数とよび，確率なので，0〜1の値をとり，時間とともに0に近づきます。ハザードと生存関数はつながりがあり，ハザードが大きくなると，生存関数は速く0に近づきます。

ハザード比もオッズ比と同じく複数の因子で調整できるのかしら・・・

できるんだね、これが。先ほどの X の代わりに、$\beta_1 X_1 + \cdots + \beta_k X_k$ を考える。グループＡとグループＢを比較するとしよう。ハザード関数を求めて、比をとるとオッズ比と同じような式が得られました。これが調整されたハザード比となるんだ（**図36**）。

① 両群のハザードを計算する

曝露群：$h(t, X) = h_0(t) \mathrm{EXP}(\alpha + \Sigma \beta_i X_{Ai})$
非曝露群：$h(t, X) = h_0(t) \mathrm{EXP}(\alpha + \Sigma \beta_i X_{Bi})$
X_{A1} と X_{B1} は曝露因子を表し、$X_{A1} = 1$, $X_{B1} = 0$ とする。
$X_{A2}, X_{B2} \cdots X_{Ak}, X_{Bk}$ は、背景因子を表す。

② ハザード比を計算する

$$\frac{h(t, X_A)}{h(t, X_B)} = \frac{\mathrm{EXP}(\alpha + \Sigma \beta_i X_{Ai})}{\mathrm{EXP}(\alpha + \Sigma \beta_i X_{Bi})}$$

$$= \mathrm{EXP}\{(\Sigma \beta_i X_{Ai}) - (\Sigma \beta_i X_{Bi})\}$$

$$= \mathrm{EXP}\{\Sigma \beta_i (X_{Ai} - X_{Bi})\} \quad \leftarrow \text{患者群の背景因子の違いを反映している}$$

図36　複数の変数を投入する場合のハザード比

結局はグループＡとグループＢの背景因子を反映しているんですね。

そのとおり。これも、オッズ比と同じく、グループＡとグループＢの背景が、曝露因子や治療などの主要な項目 X_1 以外の $X_2 \cdots$ が同じようにマッチしているならば、相殺されます。

そのような場合は、ハザード比は
　　$\mathrm{EXP}(\beta_1)$
ですね。

そうだね。では、私たちのデータで実践してみようか？慣れてきたと思うから、今回はGroupだけに対するハザード比と、ほかの変数も入れた調整したハザード比を求めてみよう。

任せてください！「**統計解析**」の「**生存期間の解析**」にある「**生存期間に対する多変量解析**」をクリック。次に「**時間**」に「**追跡日数**」、「**イベント**」に「**エンドポイント**」、「**説明変数**」に「**Group**」を入れて、「**OK**」ですね（**図37**）。できました（**表4**）。

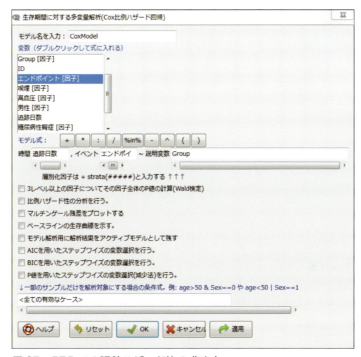

図37　EZRでの調整ハザード比の求め方

	ハザード比	95%信頼区間下限	95%信頼区間上限	p値
Group 2	5.19	1.14	23.7	0.034
Group 3	17.7	4.19	74.3	0.0001
Group 4	23.8	5.69	99.4	0.0001

表4　ハザード比

それでは結果をオッズ比と同じように書き留めておきましょう。調整したハザード比も同様に求めてみて。

オッズ比と同じ項目ですね。「年齢」「男性」「CKD ステージ」「高血圧」「糖尿病性腎症」「喫煙」で調整したことになりますね。

はい，これもできました（**表5**）。

	調整したハザード比	95% 信頼区間下限	95% 信頼区間上限	p 値
Group 2	3.56	0.768	16.5	0.10
Group 3	12.4	2.88	53.7	0.0007
Group 4	17.2	3.97	74.8	0.0001

表5 調整したハザード比

この表を比べてみると，Group 1 に比べて尿蛋白量の多いグループはエンドポイントが発生するハザードが高いことがわかるね。

Group 2 と Group 1 のハザード比はオッズ比のときと同じく，調整後は有意ではなくなりました。

臨床研究 成功のヒケツ21

Cox 比例ハザードモデルの応用

　Cox 比例ハザードモデルは，各因子の途中の変化を反映することができないため，研究開始時のデータとイベント発生情報だけを用いて解析します。しかし，採血の値や薬の内服など経過観察中に変化する因子はいくつもあり，試験開始時の検査値がその後何年も変わらないことはほとんどありえないことです。それを解決するために考えられたのが，時間依存型変数（time-dependent variable）を用いるように拡張した Cox モデル（extended Cox model）です。ほかには，肺炎のように何回も再発するイベントを解析するための PWP-GT（Prentice, Williams and Peterson gap time）モデルもあります。このようにイベントの発生しやすさや各イベントの発生時の取り扱いに対応できるように，何種類かモデルが提唱されています。

まとめよう！20

- ☑ Kaplan-Meier 法の原理を説明できる。
- ☑ 生存時間曲線の比較検定がわかる。
- ☑ ハザード関数を使ってハザード比を求める過程がわかる。

挑戦しよう！18

問題

以下のうちから，生存時間解析について正しいものを選んでください。

1. 患者にイベントが発生する前に臨床研究が終わった場合は，打ち切りとして扱う。
2. 患者が引っ越したため臨床研究に参加することができなくなった。イベントは引っ越す前に発生していた。この患者は，打ち切りとして扱われる。
3. 新薬投与群とプラセボ投与群を追跡した臨床研究がある。この研究の生存時間解析では，2群間で生存関数やハザード関数を比較することができる。
4. ある時間以上患者が生きている確率をハザード関数とよぶ。
5. 生存時間解析でしばしば使われる指標はハザード比である。

答え

1. ○ 2. × 3. ○ 4. × 5. ○

7 カットオフポイントを知りたい

Ⅱ p値子先生のコホート研究編

目標
ハイリスクな患者さんを見つけるには，診断の基準値が重要になります。カットオフポイントを求めてみましょう。

検査結果のさかい目をさがそう

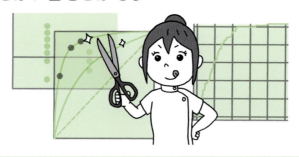

尿蛋白量が多いほど，CKDが進行するリスクが高いんですよね。よくわかりました。それなら，尿蛋白量がどの程度以上が基準になるのかしら・・・どうやって調べたらいいんでしょうか？

なるほど。つまり**カットオフポイント**を知りたいんだね。それでは，「**感度**」と「**特異度**」について説明しよう。正確に診断するには完璧に鑑別できる検査が欠かせないからね。

用語
感度
sensitivity
特異度
specificity

はい。お願いしまーす！

ここで陽性と陰性で判定する検査があったとするね。エンドポイントが生じたか否かと検査結果で4つのパターンに分類される（**図38**）。

		エンドポイントの発生		
		あり	なし	
検査	陽性	A 真陽性	B 偽陽性	A + B
	陰性	C 偽陰性	D 真陰性	C + D
		A + C	B + D	A + B + C + D

$$感度 = \frac{A}{(A+C)}$$

$$特異度 = \frac{D}{(B+D)}$$

$$陽性反応的中度 = \frac{A}{(A+B)}$$

$$陰性反応的中度 = \frac{D}{(C+D)}$$

$$正確度 = \frac{(A+D)}{(A+B+C+D)}$$

$$陽性尤度比 = \frac{感度}{(1-特異度)}$$

$$= \frac{\frac{A}{(A+C)}}{\frac{B}{(B+D)}}$$

$$= \frac{A(B+D)}{B(A+C)}$$

$$陰性尤度比 = \frac{(1-感度)}{特異度}$$

$$= \frac{\frac{C}{(A+C)}}{\frac{D}{(B+D)}}$$

$$= \frac{C(B+D)}{D(A+C)}$$

図38 エンドポイントの発生と検査結果の関係

箱ひげ

検査陽性でエンドポイントが発生すれば**真陽性**，検査が陰性でエンドポイントが発生しなければ**真陰性**，検査陰性でエンドポイントが発生すれば**偽陰性**，そして検査陽性でエンドポイントが発生しなければ**偽陽性**となることはわかるかな？感度の高い検査とは偽陰性が少ない検査，特異度の高い検査は偽陽性の少ない検査なんだ。つまり，感度の高い検査は見落としを減らしたいスクリーニングのときに有効で，特異度が高い検査は誤診が少なく確定診断につながっていくね。

> 用語
> **真陽性**
> true positive
> **真陰性**
> true negative
> **偽陽性**
> false positive
> **偽陰性**
> false negative

オッズ田

なるほど。感度と特異度の話は医学生のころに習って知ってましたが，やっと整理されました。

箱ひげ

それなら話が早い！それじゃあ早速，カットオフポイントを求めましょう。

p値子: あの〜，すみません・・・私はまだ整理されてません。

箱ひげ: 冗談だよ。説明を続けるね。検査結果が陽性から陰性に変わる検査値を**カットオフポイント**というよ。検査の目的に合わせて最適なカットオフポイントを決めることが大切なんだ。カットオフポイントを変化させることで，感度や特異度が変化してしまうね（**図39**）。

用語
カットオフポイント
cutoff point

カットオフポイントを上げた場合

		エンドポイントの発生		
		あり	なし	
検査	陽性	50	10	60
	陰性	20	20	40
		70	30	100

感度 $= \dfrac{50}{70} = 0.71$　特異度 $= \dfrac{20}{30} = 0.67$

カットオフポイントを下げた場合

		エンドポイントの発生		
		あり	なし	
検査	陽性	60	20	80
	陰性	10	10	20
		70	30	100

感度 $= \dfrac{60}{70} = 0.86$　特異度 $= \dfrac{10}{30} = 0.33$

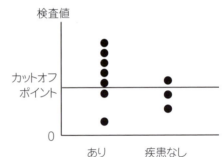

図39　カットオフポイントと感度・特異度の変化

箱ひげ: カットオフポイントを下げるとどうなる？また，反対に上げるとどうなるかな？

p値子: え〜っと，カットオフポイントを下げると，感度が上がり特異度が下がりますね・・・だから偽陽性が増え偽陰性が減ります。

オッズ田：カットオフポイントを上げると，感度が下がり特異度が上がるから，偽陽性が減り偽陰性が増えます。

> **用語**
> 受信者動作特性曲線
> ROC 曲線（receiver operating characteristic curve）
> ROC 曲線下面積
> AUC（area under the curve）

箱ひげ：そのとおり！カットオフポイントを変化させると感度と特異度が変化するんだ。これを図示したものが**受信者動作特性曲線**だよ（**図40**）。

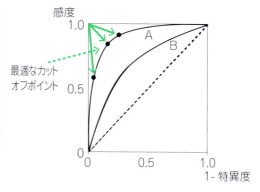

図40 ROC 曲線

箱ひげ：図では，縦軸に「感度」，横軸に「1－特異度」をとり，2つの ROC 曲線 A と B，そして斜めの点線が描かれてるね。点線上はいずれも，検査として診断的価値がないことを示している。すると ROC 曲線はこの点線から離れれば離れるほど価値があることになる。だから A と B ではどちらの検査に診断的価値があると思う？

p値子：A です。

箱ひげ：そうだね。この指標が **ROC 曲線下面積**。図の ROC 曲線 A と B の AUC を比べると A のほうが大きいので診断的価値が高いことを示している。感度と特異度を理論的に最適にするカットオフポイントは，感度，特異度ともに1となる場合（左上隅）に最も近い点となるんだ。

p値子：ということは，この ROC 曲線を描いて，エンドポイントの発生と尿蛋白量の関係を調べれば，カットオフポイントがわかるんですね！やってみます。

さあ，EZR の出番だ。「**統計解析**」の「**検査の正確度の評価**」にある「**定量検査の診断への正確度の評価**」をクリックして，「**結果**」を「**エンドポイント**」，「**予測に用いる値**」を「**尿蛋白量**」とする。

できました。あれ，少し歪んでますね。AUC は 0.795，95% 信頼区間は 0.736 から 0.856 でした。そして，カットオフポイントは 1.45 g/day で，感度 0.747，特異度 0.690 でした（**図 41**）。

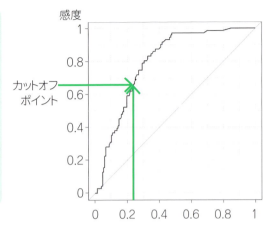

図 41　尿蛋白量の ROC 曲線

そしたら，1.45 g/day 以上と未満の 2 群に分けてみよう。そして，エンドポイント発生のハザード比を計算できますか。

はい，低尿蛋白量群と比べたところ，高尿蛋白量群のハザード比は 4.71，95% 信頼区間は 2.84 から 7.81 で，$p<0.0001$ でした。また，背景因子で調整したハザード比は 4.60，95% 信頼区間は 2.63 から 8.05 で，$p<0.0001$ でした。

CKD の進行が 2 群間で異なることがわかるんだね。

臨床研究 成功のヒケツ22

Bayes（ベイズ）統計（Bayesian statistics）

　臨床では，患者の主訴に基づいて検査を行い鑑別します。例えば，来院時ある疾患の確率が 25% と思われていたのが，検査で陽性になったため 80% になるといったことがあります。この確率 80% を**事後確率**とよんで，「検査が陽性である」もとで，「疾患 A にかかっている確率」を表しています。ちなみに来院時の確率 25% を**事前確率**とよんでいます。**Bayes の定理（Bayes' theorem）**を使うと，もともと A が起きる確率は事前確率 P（A）であったが，B が起きたことを考慮して，事後確率 P（A|B）を求めることができます。つまり，有病率（事前確率）と検査結果（起きたこと）から疾患の可能性（事後確率）を推定します。計算過程が，人の思考過程に似ていますね。この Bayes の定理をもとに作られた統計が，**Bayes 統計**で，日常生活で応用されています。例えば，E メールのソフトには迷惑メールを重要なメールと判別する機能（スパムフィルター）がついており，メールの文面に含まれる言葉を区別して迷惑メールかそうでないかを判別します。このフィルターは振り分け対象となるメールの学習量が増えると判別精度が高くなるといった特徴をもっています。

まとめよう！21

- ☑ 感度と特異度を説明できる。
- ☑ カットオフポイントを変化させると感度と特異度が変化することがわかる。
- ☑ ROC 曲線を説明できる。

挑戦しよう！19

問題

高齢者の CKD の新しいスクリーニング検査を開発しました。500 人に検査を行ったところ，CKD と診断されたのは 100 人でした。CKD と診断された人のうち，新検査で陽性であったのは 70 人でした。CKD と診断されなかった人のうち，新検査で陰性であったのは 300 人でした。次の値を求めてください。

① 感度
② 特異度
③ 陽性反応的中度
④ 陰性反応的中度
⑤ 正確度
⑥ 陽性尤度比
⑦ 陰性尤度比
⑧ 検査前に CKD である確率が 0.3 の患者に，この新検査を行いました。検査したところ陽性でした。検査後の確率を求めてください。

答え

得られた結果を表にまとめます。

	CKD あり	CKD なし	合計
新検査　陽性	70	100	170
新検査　陰性	30	300	330
合計	100	400	500

① 感度 $= \dfrac{70}{100} = 0.7$

② 特異度 $= \dfrac{300}{400} = 0.75$

③ 陽性反応的中度 $= \dfrac{70}{170} = 0.41$

④ 陰性反応的中度 $= \dfrac{300}{330} = 0.91$

⑤ 正確度 $= \dfrac{70+300}{500} = 0.74$

⑥ 陽性尤度比 $= \dfrac{0.7}{1-0.75} = 2.8$

⑦ 陰性尤度比 $= \dfrac{1-0.7}{0.75} = 0.4$

⑧ 検査前のオッズを求めると，$\dfrac{0.3}{0.7} = 0.43$ になります．検査後オッズは，

$$\text{検査後のオッズ} = \text{検査前のオッズ} \times \text{陽性尤度比} = 0.43 \times 2.8 = 1.204$$

で求められます．

検査後の確率は，

$$\text{検査後確率} = \dfrac{\text{検査オッズ}}{1+\text{検査オッズ}} = \dfrac{1.204}{1+1.204} = 0.55$$

となりました．このように，検査前の確率から，検査の陽性尤度比を使って，検査後確率を求めることができます．臨床の診察で応用できますね．

Ⅱ p値子先生のコホート研究編

8 結果のまとめ

目標

さあ結果のまとめです。学会で発表しましょう。

これでもう怖いものなし！ p値子先生, コホート研究を極める

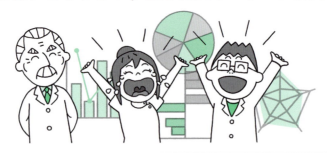

僕たちのリサーチクエスチョンは「当院へ通院中の65歳以上のCKD患者さんでは, 尿蛋白量の多い群では, 尿蛋白量の少ない群よりも, 透析導入ないし1年間に15%以上eGFRが低下するか」ということでした。「CKDの進行」の代わりに「尿蛋白量の少ない群よりも, 透析導入ないし1年間に15%以上eGFRが低下すること」をエンドポイントとしました。

尿蛋白量によって4群に分けました。背景因子の比較では, 尿蛋白量の多い群では尿蛋白量の少ない群よりも, エンドポイントの発生が多く認められました。ロジスティック回帰分析を行ったところ, Group 1に対しするオッズ比を背景因子で調整して求めたころ, Group 3とGroup 4が統計学的有意であり, それぞれ35.1と40.8でした。Group 2は有意ではありませんでした。

生存時間解析も行ったよね。

p値子

はい。腎機能の生存率曲線を描いたら、4群間に生存率の違いが認められました。また、Group 1に対するハザード比を背景因子で調整して求めたところ、Group 3では12.4で、Group 4では17.2であり、統計学的有意でした。このことから結論として、「**多い尿蛋白量はCKDの進行に関係している**」ということが示唆されたと思います。

オッズ田

そして、カットオフポイントは1.45 g/dayでした。

箱ひげ

2人ともよく頑張ったね。それじゃあこれをまとめて、発表しましょう。

p値子

ありがとうございましたー!!

臨床研究 成功のヒケツ23

観察的疫学研究報告の質改善のための声明（Strengthening the Reporting of Observational Studies in Epidemiology [STROBE]）

観察研究はその研究の評価を行うには記述が不十分なことがあります。そのため、研究の質の改善を目的として、方法論の専門家や雑誌編集者が集まり、声明を出しています（STROBE）。STROBE声明は、論文の「タイトル（title）」「抄録（abstract）」「緒言（introduction）」「方法（methods）」「結果（results）」および「考察（discussion）」に関連したチェックリストから成立っています。詳細はSTROBE statementのホームページをご参照ください（http://www.strobe-statement.org/）。研究立案と実施の際に有効です。

まとめよう！22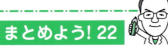

- ☑ 観察研究のリサーチクエスチョンを立てることができる。
- ☑ あらかじめ考えてエンドポイントを設定できる。
- ☑ リスク，オッズ，そしてハザードを理解し，比較することができる。
- ☑ バイアスと交絡について理解している。
- ☑ 患者を複数の群に分けることができる。
- ☑ 背景因子の群間比較ができる。
- ☑ One-way ANOVA を理解している。
- ☑ ロジスティック回帰分析の仕組みがわかる。
- ☑ オッズ比と調整したオッズ比の違いを理解し，求めることができる。
- ☑ 生存率曲線を描ける。
- ☑ ハザード比と調整したハザード比の違いを理解し，求めることができる。
- ☑ 感度，特異度，ROC 曲線，カットオフポイントの関係がわかる。

挑戦しよう！20

問題
以下のうちからコホート研究について正しいものを選択してください。

1. 前向きコホート研究は，潜伏期が長く罹患率の低い疾患について容易に調査することができる。
2. 曝露群と非曝露群両方で，罹患率を計算することができる。
3. 対象全員について追跡することができるため，脱落バイアスはほとんど生じない。
4. オッズ比は計算できるが，相対危険は計算できない。
5. まれな曝露因子の影響を調査することができる。

答え
1. ×　2. ○　3. ×　4. ×　5. ○

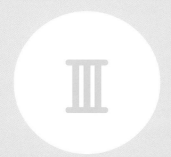

Ⅲ

箱ひげ先生による介入研究とシステマティックレビュー講座

1 介入研究

Ⅲ 箱ひげ先生による介入研究とシステマティックレビュー講座

目標

介入研究は，治療薬や生活習慣改善など，実際の診療で大切な治療の効果を評価することのできる重要な研究です．実際に行うことはなかなか難しいですが，基本的なコンセプトを学びましょう．

箱ひげ先生の真骨頂
～ちょっと難しいけれど大切な研究～

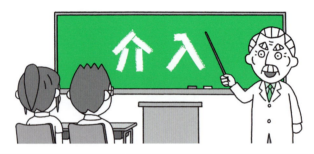

この前のコホート研究の発表，とてもよかったよ．すこし緊張してた？でも，オーディエンスからの質問にもきちんと答えていたよね．

そりあ，緊張しましたよ～．でもおかげさまできれいな結果が出ていたので，先生方は納得してくださいました．

きちんと発表できると，ますます臨床研究を続けたくなるね．

達成感ありますよね．ところで，オッズ田先生も知っていますよね，今度の新薬Aは腎機能保護効果があるらしいですよ．

そうそう．新薬Aに関連した薬剤は海外のガイドラインにも記載されているらしいよ．

治療薬の効果ってどうやって評価しているのかしら。

僕たちは「観察研究」はしてきたけど，「介入研究」や「システマティックレビュー」については，まだ勉強していないね。箱ひげ先生にまた教えてもらおうか。どう？

賛成！

介入研究とは何だろう？

箱ひげ先生，先日はありがとうございました。今回また教えていただきたいことがあるんですが・・・。抄読会などで，薬の治療効果を評価する介入研究について読むこともありますが，正直なところ，よくわからないんです。先生にはこれまで観察研究を教えていただきましたが，**介入研究**についても知りたいんです。

用語
介入研究
intervention study

うんうん。観察研究については随分理解が深まったようだね。それじゃあ今度は，介入研究について説明しましょう。

観察研究と介入研究ってどこがどう違うんですか？

介入研究は「治験」などのように，治療効果を評価する重要な研究だ。そもそも「介入」って何か知ってる？

新薬や新しい治療法などで治療を行うことですか？

それも介入の1つだね。文部科学省と厚生労働省による「人を対象とする医学系研究に関する倫理指針」によると、「介入」とは、「研究目的で、人の健康に関する様々な事象に影響を与える要因（健康の保持増進につながる行動及び医療における傷病の予防、診断又は治療のための投薬、検査等を含む。）の有無又は程度を制御する行為（通常の診療を超える医療行為であって、研究目的で実施するものを含む。）をいう。」とされているよ。

？？？

つまり、観察研究では研究者は対象者を観察するだけだけど、介入研究では投薬や患者指導などで積極的にアプローチするところが観察研究とは違うんだ。

観察研究	介入研究
ある地域住人などの集団を調査	対象を新薬群とプラセボ群にランダムに振り分け、追跡調査する
コホート研究 症例対照研究 横断研究	ランダム化比較試験 クロスオーバー試験

図1　観察研究と介入研究の比較

介入研究でもリサーチクエスチョンを立てるんですか？

もちろん！それに基づいて研究を行うんだ。例えば、「CKD患者に降圧薬の新薬Aを投与すると、プラセボと比べて、腎機能低下が抑制されるか」という具合になる（図1）。

観察研究では、CKD患者について調査し、新薬Aがすでに投与されている患者さんとされていない患者さんを比較することになるんだね。

一方、**介入研究**は基本的に前向き研究になるよ。**介入研究**の代表選手である、「**ランダム化比較試験**」を例に考えてみよう。まず、研究計画を立案し、研究によっては参加者をランダムに新薬A群とプラセボ群の2群に分け、投薬の効果を追跡調査することになる。

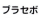

なぜプラセボ群を置くんですか？

> 用語
> プラセボ
> placebo
> ランダム化比較試験
> randomized controlled trial (RCT)

プラセボ群を置くことで無治療での病態の変化を把握でき、比較しやすくするためだよ。

そういえば、コホート研究のときはバイアスの影響が強かったので、調整が大変でした。ほかに介入研究のメリットってあるんですか？

そうだね。前向き研究としてのメリットは、研究者がデータを始めから管理できるため、必要な項目を試験開始時から収集することが可能だということだね。プロトコールに沿ってデータを収集できるから、期間や方法を統一して質のよいデータを収集できる。これもメリットになるよ。

患者間と患者内の比較

代表的な介入研究にはランダム化比較試験のほかに何かありますか？

2群の主な比較方法には、**患者間比較**と**患者内比較**がある。先ほどの例えだと、患者間比較とは、新薬A群とプラセボ群に患者群を分け、それぞれに対する効果を比較すること。その代表は、「ランダム化比較試験」だ。一方、患者内比較では、同一患者に新薬Aとプラセボを順に与え、それぞれの結果を比較する、**クロスオーバー試験**がある。どちらのパターンになるかはランダムに振り分けるんだ（**図2**）。

> 用語
> クロスオーバー試験
> crossover trial

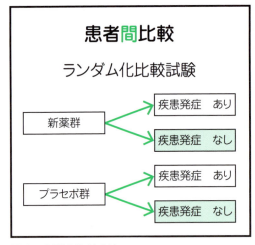
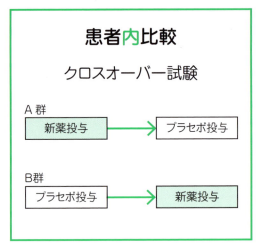

図2　2群の比較方法

もし患者間比較を行い，患者ごとに結果の変動が大きく2群間の有意差を検出しづらい場合は，患者内比較が有効だ．患者内比較は患者間比較と比べてサンプルサイズを小さくすることができる．しかし，**持越し効果**があるとき，つまり初めに使用した薬品の効果がしばらく持続する場合は，**ウォッシュアウト期間**を設けて次の試薬を使用することが必要になってくる．

用語
持越し効果
carry-over
ウォッシュアウト期間
wash-out period

ランダム割り付け

ランダム割り付けはどのようにして行うんですか？

用語
ランダム割り付け
random allocation

ランダムだから，きっとサイコロ的な・・・

サイコロはないねぇ～。コンピュータでプログラムして行うんだよ。ランダム割り付けは2群の背景因子をできるだけ均一化するために行われるので、患者が不均一になることで結果がゆがめられてしまうバイアスを避けることができる。2群の背景因子がほぼ同じになっている状況では、より明確に新薬の効果を評価することができるということだ。また、どの薬が割り当てられるか、医師の恣意的な選択によるバイアスも避けることができる。そして、確率的に割り付けられるため、統計的な処理が容易に行えるんだ。観察研究では、この医師の恣意的な選択による影響などをコントロールするために、前に説明した「傾向スコア」によるマッチングなどのテクニックが必要になってくるんだったね。

論文を読んでいると、患者さんの来院した順番やIDの末尾の数が偶数か奇数かで割り付けている研究がありますよ。

そういう方法は純粋なランダム化ではないため、**準ランダム化**とよばれているよ。ランダム化の方法にはいくつか方法があって、試験開始前からランダム化が固定されている**固定割り付け法**と、症例の組み込みともに方法が変動する**動的割り付け法**があるんだ。

---用語---
準ランダム化
quasi-random method

固定割り付け法
fixed allocation

動的割り付け法
dynamic allocation

ランダム化にもいくつか方法があるんですね。

臨床研究 成功のヒケツ24
動的割り付け法

---用語---
最小化法
minimization

介入研究ではなかなか参加者を募れないことがあります。そのため、せっかく人数を予測してランダム化をあらかじめ組んでいても、きれいに2群の背景が同じにならず、上手くいかないことがあります。そのため、新しい試験参加者を割付ける際に、それまでに割り付けられた群間の背景のバランスを考慮して、順番に割り付けられる群が決定される方法を**動的割り付け法**とよびます。**最小化法**が代表的な手法です。

そのとおり。固定割り付け法で最も基本的なものは，単純に乱数を割り当て2群に分ける，**単純ランダム化**です。この方法では，多施設研究の場合，施設によって偏りが生じるため，施設ごとに結果が異なることがあるんだ。その場合，施設の治療方針や地域差が原因なのか，2群に差がないのかわからないよね。そこで，各施設をブロックとして考え，各ブロックに割り付けを行うんだ。この場合は，各施設での参加人数は少ないことが多くて，割り付けの不均衡が施設間で発生してくる。そこで，各施設で参加者を2の倍数の人数でブロックごとに分け，各ブロックに割り付けを行うんだ。例えばブロックが4人から構成されているとすると，6パターンがあるので，この6パターンをランダムに各ブロックへ割り付けていくことになる。これを**置換ブロック法**とよんでいるよ（**図3**）。

---用語---
置換ブロック法
permuted block method

【第1病院】
参加者12名
（3ブロック）

割り付けパターン
ブロック① ABAB
ブロック② BABA
ブロック③ AABB

【第2病院】
参加者8名
（2ブロック）

割り付けパターン
ブロック① BABA
ブロック② BBAA

割り付けは以下のパターンからランダムに選択される
AABB
ABAB
ABBA
BAAB
BABA
BBAA

図3 置換ブロック法

マスク化（masking）

それから，**マスク化**も知っておくべき言葉だね。

「2重盲検した」と論文に書いてある，あれですね？

そう，そう。「**盲検化**」とよばれるけど，「**マスク化**」ともよばれているよ。割り当てられた処置が何かわかってしまうと治療効果に影響を及ぼしてしまうよね。だからわからなくする手法なんだ。試験薬とプラセボを見た目では区別がつかないように製剤したり，パッケージを同じにしたりしてね。マスク化には段階があって，まったくマスクしない，被験者はわからないが医師は知っている**一重マスク化**，被験者も医師も知らない**二重マスク化**，解析者もわからない**三重マスク化**となっているよ。また，**PROBE**という方法では，**前向きにランダム化**しているが，医師と患者に振り分けがマスク化されておらず (open)，そして**エンドポイントがマスクされた**状況で，試験が行われるんだ。

用語

マスクしない
open label

一重マスク化
single masked

二重マスク化
double masked

三重マスク化
triple masked

PROBE
prospective randomized open blinded endpoint

前向き
prospective

ランダム化
randomized

エンドポイントがマスクされた
blinded end-point

ランダム化比較試験の実施

私もランダム化比較試験をやってみたいです。どのようにすればいいんですか？

ランダム化比較試験の実施にはいくつかステップが必要だから，観察研究よりも一段敷居が高くなるよ。まず，リサーチクエスチョンを明らかにしたら，**試験計画書**，**同意説明書**，**同意書**などの書類を作成する。また，**データ収集管理の支援体制**，**資金調達**を具体的に整備しなければならない。同時に**サンプルサイズ**の決定もしておく必要があるよ。

用語

サンプルサイズ
sample size

実施メンバーはどんな風に構成したらいいんですか？

試験実施システムとしては，主任研究者，運営委員会，実施施設の分担医師が必要になるね。これらとは独立した組織として，データセンター，解析担当者，イベント評価委員会，データモニタリング委員会を設けるんだ。データの整理をデータセンターが行い，もし試験が無効ないし害が被験者に生じるようであれば，イベント評価委員会が判定し，状況次第で試験を中止にすることもありうる。解析担当者は研究者自身が行うだけじゃなく，客観的立場の統計家にも依頼する必要があるよ。

そして開始ですね。

臨床研究 成功のヒケツ25
サンプルサイズの決定

　臨床研究を実施するにはどれくらい患者データを集めればよいのでしょうか。やみくもに集めても実際には研究を行うには少なすぎることもありますし，また必要以上に多いこともあります。協力を仰ぐ患者に迷惑が掛からないようにするためにも，研究計画を立てる際にはあらかじめサンプルサイズを決定しておきます。まず考えておくのが，第1種の過誤が生じる指標の α 水準（α level）と第2種の過誤が生じる水準の β 水準（β level）です。α 水準を0.05，β 水準を0.1ないし0.2に設定することが多いです。β 水準は，「治療間に差があること」を「差がないように見逃すこと」を意味します。言い換えると，治療間の差をちゃんと見つけることができる確率は「$1-\beta$」になります。この確率を検出力（power）とよびます。そして，各治療法に対してどの程度の効果が見込まれるか，あらかじめ決めておきます。これまでの経験と報告からどの程度の治療効果が見込まれそうか，また，どの程度の差があれば意味があるのか，ということを見積もります。そして，治癒率などのエンドポイントをどのように比較するのか検討して計算します。パターンによってさまざまな計算方法があります。

ちょっと待って，まだまだ。ランダム化比較試験を実施する体制が整ったら，事前に**臨床試験登録**を行わなければならない。「人を対象とする医学系研究に関する倫理指針」によると，「第9 研究に関する登録・公表」に，「研究責任者は，介入を行う研究について，国立大学附属病院長会議，一般財団法人日本医薬情報センター又は公益社団法人日本医師会が設置している公開データベースに，当該研究の概要をその実施に先立って登録し，研究計画書の変更及び研究の進捗に応じて適宜更新しなければならず，また，研究を終了したときは，遅滞なく，当該研究の結果を登録しなければならない。」とされているので，登録する必要があるんだ。

> **用語**
> **臨床試験登録**
> 日本の代表的なサイト・・・
> ・University hospital Medical Information Network (UMIN) 臨床試験登録システム
> http://www.umin.ac.jp/ctr/index-j.htm
> ・一般財団法人日本医薬情報センター
> http://www.japic.or.jp/
> ・公益社団法人日本医師会　治験促進センター
> http://www.jmacct.med.or.jp/

体制が整備されて，登録がすんで，倫理委員会で承認された後に，ようやく試験が開始となるんだ。だけど，いざ始めてみても症例はなかなか集まらないよ。学会，研究会での広報活動，ホームページやポスターの作成を行っても予定症例数には達しないことが多くて，分担医師や患者さんにインセンティブを設定する必要もあるんだ。コーディネーターを導入できれば，分担医師の負担を軽減することができるけどね。

はあ〜。なかなか道のりは遠いですね。

ちょっとやそっとではできないってことだね。

CONSORT 声明

抄読会のときに論文を読むと，ランダム化比較試験はどれも同じようなパターンで書いてある気がしますが・・・

いいところに気が付いたね。**CONSORT 声明**はランダム化比較試験の報告を改善するために，世界中で広く用いられているんだ（http://www.consort-statement.org/）。必ずしも使用を強制されてはいないけど，この声明にしたがって論文を記載するよう規定している雑誌が増えてきているのも事実だよ。チェック項目と被験者の取り込みから解析までのフローチャートで構成されていて，チェック項目は，タイトル，イントロダクション，方法，結果，ディスカッション，その他の情報からなっているんだ（**表1，図4**）。

タイトル・要約	
イントロダクション	背景と目的
方法	試験デザイン 参加者 介入 アウトカム 症例数 ランダム化 　順番の作成 　割振りを隠す機序 　実施 ブラインディング 統計学的手法
結果	参加者の流れ 募集 ベースライン・データ 解析された人数 アウトカムと推定 補足的解析 害
考察	限界 一般化 解釈
その他の情報	登録 プロトコール 資金

表1　ランダム化比較試験を報告する際に含まれるべき情報の CONSORT 2010 チェックリストの概略　（筆者改変）

用語
臨床試験報告に関する統合基準
Consolidated Standards of Reporting Trials, CONSORT

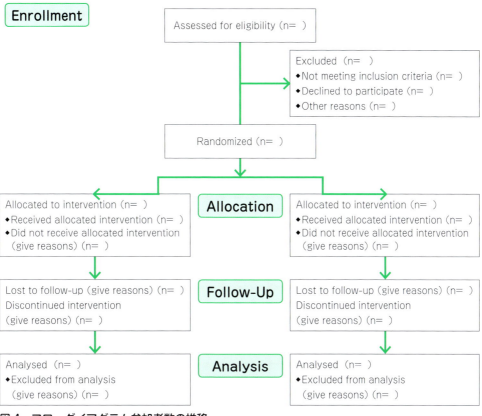

図4 フローダイアグラム参加者数の推移

オッズ田

著者がチェックリストの項目を満たすことで，報告がわかりやすく明快になって，漏れがなく，透明性の高さが保障されるっていうことなんですね。

箱ひげ

そうだね。例えば，New England Journal of Medicine の「Author Center New Manuscripts」にある「Statistical Methods」にも，ランダム化比較試験の報告には CONSORT のフローダイアグラムとチェックリストを使用することが記載されているよ。

---用語---

New England Journal of Medicine Author Center New Manuscript
http://www.nejm.org/page/author-center/manuscript-submission

解析方法の特徴

p値子: このフローダイアグラムに沿った対象を解析することになるわけですね。

オッズ田: でも，対象の方全員がプロトコールを遵守するとは限らないんじゃないかなあ。

箱ひげ: そう，鋭い指摘だね。対象患者は割り付けられた治療法を必ずしも遵守するとは限らない。だけど，遵守しない人を除外してしまっては，初めに行ったランダム化が崩れてしまう。そこで，割り付けを重視し，多少の割り付け逸脱例も解析対象に含め解析する方法を **intention-to-treat（ITT）解析**，割り付けのアドヒアランスが良かったものだけを解析に加えるプロトコール重視の解析を **per-protocol 解析** とよぶんだ。

p値子: 新薬A群とプラセボ群を比較するとすれば，per-protocol 解析のほうが新薬A群の真の実力を評価した結果が得られますね。

オッズ田: そして，患者さんが離脱する主な原因としては，状態の悪化や合併症などが考えられますね。それって，もしかすると，離脱した患者さんは治療を継続している患者さんよりも予後が悪い可能性がありますね。

箱ひげ: もしそうなら，結果にどういう影響があると思う？

予後が悪い患者さんを新薬 A 群は多く含めることになるので，ITT 解析のほうが per-protocol 解析よりも治療効果を認めにくいんじゃないかと思います。

そうだね。ITT では治療方針の比較をしており，**治療法の効果**を評価することができる。一方，per-protocol 解析は，**治療法自体の効果**，例えば薬効を純粋に評価することになるんだ。つまり ITT 解析は，介入研究の結果が日常診療に適用されたときの効果を評価している，ということだよ。

---用語---
治療法の効果
effectiveness

治療法自体の効果
efficacy

ランダム化比較試験の変法

新薬 A とプラセボではなく，新薬 A と既存薬 B を比較する試験もありますよね。

臨床的な治療効果の差を評価するときに行われるね。

薬の効果に差がほとんどなくても，新薬 A のほうが，例えば薬価が安いとか，侵襲性が少ないとか，使いやすいとか , 何かしらのメリットがあるときの比較試験ですね。

そう。通常の統計学的な有意差を求める試験では，サンプルサイズを大きくすることで，臨床的には意味のない差を「有意差あり」にすることができるし，逆にサンプルサイズを小さくすることで，「有意差なし」とすることもできる。だから「有意差なし」は同等とは必ずしもいえないということだね。そこで，このような場合には，**同等性試験**や**非劣性試験**が行われるんだ。同等性試験の目的は，新薬 A が既存薬 B に比べ，少なくとも同等の効果があることを証明することになる。治療効果が完全に一致することを証明するのは非常に困難なので，治療効果の差が，ある範囲内であれば差が実質上ないものとみなすんだ。一方，非劣性試験では新薬 A が既存薬 B よりもある範囲以上は劣っていないことを示す試験だ。**優越性試験**は，その範囲よりも新薬 A に効果がある場合に相当するね（**図 5**）。

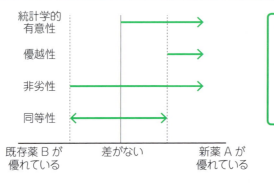

図5 治療効果の差のマージン

わかったかな？

これで，介入研究，特にランダム化比較試験について基本的なことは説明したつもりだけど・・・

介入研究は観察試験とは違って，実験的に対象の背景をコントロールするんでしたね。だからこの介入研究によって新薬や新治療法の効果を明確に評価することができるっていうことがわかりました。

介入研究を行うためにはいくつものステップがあることが分かりました。研究をスムーズに行える協力・支援体制が必要なんですね。

そのとおり。新薬や新治療法は標準的な治療法とは違って，患者さんに害になる場合もありうるんだ。だから患者さんの安全性を考慮した，良い試験計画を立案することが必要になる。そのために確かな研究遂行のシステムが要求されるんだ。

介入研究のことがだいぶわかってきました。論文を読むのが楽しみです！ありがとうございました！

まとめよう! 23

- ☑ 観察研究と介入研究の違いを説明できる。
- ☑ 患者間比較と患者内比較の違いを説明できる。
- ☑ ランダム割り付け・盲検化について理解している。
- ☑ 介入研究の流れがわかる。
- ☑ CONSORT 声明について説明できる。
- ☑ ITT 解析と per-protocol 解析の違いがわかる。
- ☑ 同等性試験と非劣性試験の違いがわかる。

挑戦しよう！21

問題

ある疾患の発症予防の新薬が開発されました．ランダム化比較試験をデザインしました．ハイリスクの患者を対象に，ランダムに新薬を1000人に，プラセボを同じく1000人に投与しました．発症は，新薬群では200人に発症し，プラセボ群では500人に発症しました．2年間追跡したところ追跡期間は，新薬は1800人年，プラセボは1500人年でした．この新薬は効果があるといってよいでしょうか？

答え

下のようにデータをまとめます．

	疾患発症	人年
新薬群	200	1800
プラセボ群	500	1500

新薬群の疾患発症率 $= \dfrac{200}{1800} = 11.1$（100人年あたり）

プラセボ群の疾患発症率 $= \dfrac{500}{1500} = 33.3$（100人年あたり）

率比 $= \dfrac{11.1}{33.3} = 0.333$

ここで，率比の計算は以下のように行います．

	疾患発症	人年
新薬群	A	B
プラセボ群	C	D

率比の95％信頼区間 $= \mathrm{EXP}\left\{\ln(率比) - 1.96\sqrt{\dfrac{1}{A} + \dfrac{1}{C}}\right\} \sim \mathrm{EXP}\left\{\ln(率比) + 1.96\sqrt{\dfrac{1}{A} + \dfrac{1}{C}}\right\}$

この研究のデータを式に代入したところ，0.283～0.393．1を含まないため，$p<0.05$ となっています．新薬の発症予防効果が示されました．

2 システマティックレビューとガイドライン

Ⅲ 箱ひげ先生による介入研究とシステマティックレビュー講座

目標

システマティックレビューは，ランダム化比較試験などの結果を統合する手法で，EBMには欠かせません。近頃はガイドラインにも使われるようになってきています。

話の規模が大きい!?　いいえ，これまでの勉強と地続きの話

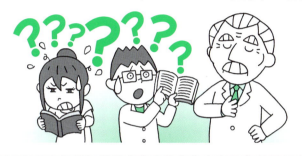

オッズ田：外来のCKD患者さんの治療に生かそうと思って，CKDに関係するガイドラインを読んだんだ。そしたら学会によってフォーマットが違うんだよ。知ってた？

p値子：えっ，そうですか？例えば？

オッズ田：この学会では，教科書のように章立てて書いてあるだろ。こっちの学会ではクリニカルクエスチョンに対してそれぞれ書いてある。

p値子：そういえば，海外の学会のガイドラインはシステマティックレビューに基づいて書いてありますよね。

オッズ田：どういう違いがあるんだろう？例によってこれも箱ひげ先生に教えてもらおうか？

エヘヘ・・・安易だけど賛成です。

レビュー（review）と
システマティックレビュー（systematic review）

CKDに関する診療ガイドラインを読んでいたんですけど，診療ガイドラインの書き方がまちまちであることに気が付いたんです．エビデンスをまとめているはずなのに，なぜなんでしょう？

良い点に気が付いたね．診療ガイドラインは，医師や患者さんが適切な医療に関する意思決定を行えるよう支援するために系統的に作成された指針だね．だけど，現在さまざまな診療ガイドラインがあるけど，その作成方法やエビデンスの質は統一されていないんだ．
ところで，**レビュー**と**システマティックレビュー**の違いはわかるかな？

レビューはいわゆる医学雑誌に投稿されているような総論ですよね．システマティックレビューは，システマティックな何かのレビューですか？

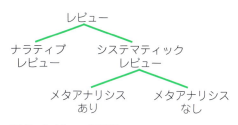

図6 レビューの種類

おしい！通常の医学雑誌に掲載されているレビューは文献を集めて記載されているけど，集め方は網羅的ではなく集められた文献の解釈は筆者の主観が強く影響しているんだ。だから，エビデンスの質がまちまち。こういうのを**ナラティブレビュー**とよばれているよ（**図6**）。

一方，**システマティックレビュー**とは，「明確に定式化された疑問について，関連した研究を特定し，データを集めて解析する，システマティックな方法を用いたレビュー」のこと。つまり文献の集め方や解釈に確立した方針があるレビューのことなんだ。集められた文献の解析には，統計解析方法の**メタアナリシス**を用いたものと用いないものがあるよ。

えーっ，ここでも統計が関係してくるんですか？

用語

メタアナリシス
meta-analysis

ナラティブレビュー
narrative review

そうだよ。客観的に評価するためには，統計的な手法が欠かせません。

システマティックレビューの長所ってなんですか？

システマティックレビューのほうがナラティブレビューと比べて，作成手順が明確にされ，集めた文献の質的な評価を行うため，レビュー作成の透明性が高くなることが長所かな。

207

オッズ田: だけど，集めた文献のエビデンスレベルが低い場合はどうですか？結果的に低いエビデンスのシステマティックレビューしか得られないこともありませんか？

箱ひげ: そう。どうやって高い質のエビデンスを集めるか明確な方針を立てることが，良いシステマティックレビュー作成のポイントとなるんだ。**コクラン共同計画**では，システマティックレビューを行って，その結果を公開しているから見てごらん。

---用語---
コクラン共同計画
Cochrane Collaboration
http://www.cochrane.org/

システマティックレビューの流れ

p値子: システマティックレビューって，どういう手順で行うものなんですか？

箱ひげ: 大まかにまとめると，クリニカルクエスチョンを明確にすることから始まるんだ。対象，介入ないし曝露因子，そしてアウトカムを明確にする必要がある。この部分は，これまでの臨床研究と一緒だね（**図7**）。

① クリニカルクエスチョンの作成
② 文献の検索
③ 文献の質の評価
④ 解析データの抽出
⑤ 統計解析（メタアナリシス）
⑥ 解析結果を解釈する

図7　システマティックレビューの流れ

p値子: それから，次は文献の検索ですね。

箱ひげ: そう。できるだけ論文を集めるから，まず集める文献のスタディーデザインや基準を決めておくこと！ランダム化比較試験を集めるのか，それともコホート研究を集めるのか決めておくと，解析のときに役立つね。データを集める際にはMEDLINEや医学中央雑誌などのデータベースを駆使してできるだけ網羅的に文献を入手することだ。さあ集めてみて！

p値子

文献がこれだけ集まりました。この文献をすべて集計するんでしょうか？

箱ひげ

たくさん集まったね。でもこれらの文献は玉石混交。選別しましょう。各論文のタイトル，抄録そして本文に，組み入れ基準と除外基準を適用するんだ。

オッズ田

絞り込むんですね。

箱ひげ

そう，絞り込んで文献が選ばれたら，ここから解析用のデータを抽出する。データとしては，参加者，介入，比較，研究デザイン，アウトカムが必要だね。さあ，解析対象の研究の特徴をまとめてみよう。それから大事なことは，エビデンスの質が低い研究が混じると結果がゆがめられてしまうので，各研究の質を評価する必要があるね。質の評価としてはバイアスの評価を行えばいい。評価項目は，「コクランの risk of bias」によると，主なものは，適正にランダム化されているか，盲検化，不完全なアウトカムへの対応，選択して報告していないかなどがありますよ（**表2**）（http://handbook.cochrane.org/）。

臨床研究 成功のヒケツ26

文献の検索システム

「MEDLINE」は文献の情報を，著者やタイトル，雑誌名，巻数，号数，出版日，施設，言語，登録番号などで管理しています。それぞれの文献にはMeSH（Medical Subject Headings）とよばれる生物医学用語がついており，用語はAND，OR，NOTを用いた論理式で調べることができます。インターネット上でMEDLINEを無料で検索できるシステムがPubMed（http://www.ncbi.nlm.nih.gov/pubmed）です。「EMBASE」も同様なデータベースで，医薬品情報が多く扱われています（http://www.elsevier.com/jp/online-tools/embase）。ヨーロッパの文献が多く含まれており，MEDLINEを補います。日本語論文の検索は「医中誌Web」が便利です。医中誌Webは医学中央雑誌刊行会が作成する国内医学論文情報のインターネット検索サービスです（http://www.jamas.or.jp/index.html）。ほかに，「Google Scholar」（https://scholar.google.co.jp/）も検索できます。

なるほど。臨床研究のポイントであるランダム化割り付けや盲検化が適正に行われているかどうか評価するわけですね。

1	Random sequence generation
2	Allocation concealment
3	Blinding of participants and personnel
4	Blinding of outcome assessment
5	Incomplete outcome data
6	Selective reporting
7	Other sources of bias

表2　コクランの risk of bias 基準

それから，「selective reporting」は，報告をきちんとして，良い結果だけ選択していないかということですね。

そのとおり。各研究について，これらの評価を行うんだね。注意すべき点としては，アウトカムによって，同じ研究でも評価が異なってくることだ。あるアウトカムについては適正に施行されていても，ほかのアウトカムではそうでないこともありうるわけだからね。そのため，各研究をアウトカムごとに評価することが非常に重要になってくるんだ。

メタアナリシス

そしていよいよ，メタアナリシスですね。

はい。それではデータ解析を行いましょう。メタアナリシスでは，集めてきた研究のデータの代表値（効果量，effect size）をまとめ，全体の効果量を推定するんだ。代表的な効果量には，
① 平均値の差
② オッズ比
③ 相関係数
があるよ。

実際にはどのようにするんでしょうか？

コクラン共同研究ではReview Managerというフリーソフトが使用されているよ(http://tech.cochrane.org/revman)。このソフトを使って早速, メタアナリシスをやってみましょう。

まずReview Managerにデータを入力。入力の詳細は「Documentation Index」を見てみて (http://tech.cochrane.org/revman/documentation)。ここでは, 私が適当にデータを入力するよ。ここでは「Experiment」を何か健康を害することとしよう。各研究の「Experimental群」と「Control群」のイベント数と対象数を入力すると・・・(図8)

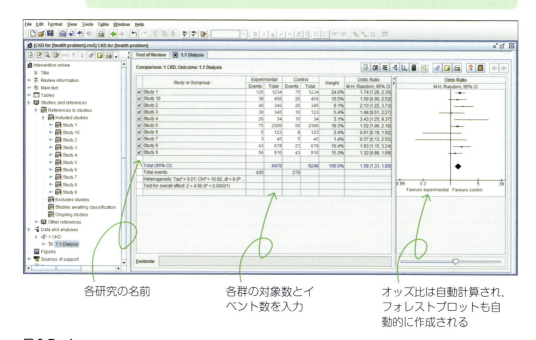

各研究の名前　　各群の対象数とイベント数を入力　　オッズ比は自動計算され, フォレストプロットも自動的に作成される

図8 Review manager
研究ごとに結果が表示され, フォレストプロットが作成された。

まあ！なんということでしょう・・・

匠の技で, あんなに雑然としたデータが・・・

美しくプロットされました！なんてね。このような図を**フォレストプロット**とよぶよ。各研究における Experimental 群と Control 群のオッズ比が四角で，そして 95% 信頼区間が横線で表されるよ。そして，全体のデータがまとめられ菱形になって表示されるんだ。菱形の中心が全体のオッズ比で，幅が 95% 信頼区間を表している。縦線は「2 群間のオッズ比が 1 であること」を表すので，菱形が縦線にかかっていると効果がないことになってしまう。この図は，直線にかからず右側にあるので，Control 群の方にイベントが少なく，好ましい結果であることを示しているね（**図 9**）。

> 用語
> フォレストプロット
> forest plot

Study or Subgroup	Experimental Events	Total	Control Events	Total	Weight	M-H,Rando,95% CI
Study1	125	1234	75	1234	24.0%	1.74[1.29,2.35]
Study10	38	456	26	456	10.5%	1.50[0.90,2.52]
Study2	40	345	20	345	9.1%	2.13[1.22,3.73]
Study3	30	345	10	123	5.4%	1.08[0.51,2.27]
Study4	20	34	10	34	3.1%	3.43[1.25,9.37]
Study5	75	2300	50	2300	18.3%	1.52[1.06,2.18]
Study6	5	123	8	123	2.4%	0.61[0.19,1.92]
Study7	3	45	5	45	1.4%	0.57[0.13,2.55]
Study8	43	678	23	678	10.4%	1.93[1.15,3.24]
Study9	56	910	43	910	15.3%	1.32[0.88,1.99]
Total（95% CI）		6470		6284	100%	1.58[1.31,1.89]
Total events	435		270			

Heterogeneity：$Tau^2=0.11$；$CHI^2=10.62, df=9$（$P=0.30$）：$I^2=15\%$
Test for overall effect：$Z=4.90$（$P<0.00001$）

異質性

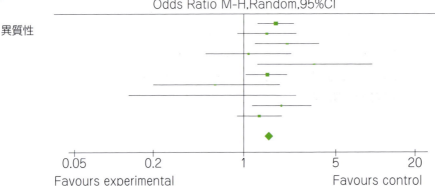

図 9 Review manager の結果

p値子

この結果でいくと，Study 1，2，4，5，8は，有意な結果が出ていたことになりますね。

オッズ田

そして全体では，この菱形が「1」にかかっていないので，統計的に有意な結果が得られたわけか。

箱ひげ

わかりやすい結果だね。この表をよく見ると「Heterogeneity（異質性）」と書いてあることがわかるかな？

p値子

はい，これですね（**図9**）。わかります。小さい字ですね。

箱ひげ

異質性とは，似たような研究でも研究デザイン（介入方法，観察期間など）や患者（年齢，性別，人種など）が異なるため違った結果になることを意味している。異質性の評価は，集めた研究間のばらつきを**コクランの統計量Q**や**I統計量**で検定するんだ。

---用語---
コクランの統計量 Q
Cochran's Q statistic
I統計量
I^2 statistic

オッズ田

今回の入力結果は，I統計量が15％でした。

箱ひげ

あまり重要でない程度ということだね。結果に関係するバイアスも評価してみよう。論文の投稿は有意な結果のみ行われる傾向があって，既存の発表はこれまで行われてきた研究のすべてを代表しているとは限りません。これを**出版バイアス**というんだ。**ファンネルプロット**で評価すると・・・研究が偏りなく出版されているならば，左右対称の分布になるはず。私たちの結果は左右対称になってるね（**図10**）。

---用語---
出版バイアス
publication bias
ファンネルプロット
funnel plot

213

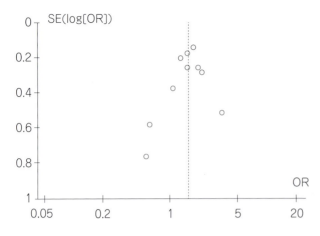

図10　ファンネルプロット

ガイドラインへエビデンスをどう生かすか

オッズ田

なるほどー。システマティックレビュー作成の流れがだいぶわかってきました。このシステマティックレビューを使って、エビデンスをまとめることができるんですね。

箱ひげ

そうです。初めのガイドラインの形式の違いに戻りましょう。ガイドラインは各学会から出されていて、見比べるとさまざまな様式で作成されているね。形式は統一されていないけど、リサーチクエスチョンに対して、エビデンスレベルと推奨度が記載されているものが多いように思う。エビデンスレベルは、研究デザインとサンプルサイズで自動的に決定されるんだ（**表3**）。

p値子

この分類は見たことがあります。

Ⅰ	システマティックレビュー・メタアナリシス
Ⅱ	ランダム化比較試験
Ⅲ	非ランダム化比較試験
Ⅳ	分析疫学的研究（症例対照研究やコホート研究）
Ⅴ	記述研究（症例報告や症例集積）
Ⅵ	患者データに基づかない専門家の意見

表3　エビデンスレベル

この分類はとても重要でわかりやすいね。だけど，同じランダム化比較試験のデザインでも追跡状況や解析方法などの質に大きな差があっても，同じレベルとして扱われることがあるんだ。そこで，エビデンスの評価や推奨度設定のツールとして **GRADE** が作成されたんだ[文献5]。GRADE では，エビデンスとしてシステマティックレビューを重視しているし，研究デザインやサンプルサイズだけではなく設定や内容も吟味し推奨度を決めるようになっている。また，**MINDS** による診療ガイドライン作成の手引き 2014 でも，システマティックレビューをガイドライン作成に用いることが書かれている[文献6]。

GRADE や MINDS の診療ガイドライン作成の手引きでは，システマティックレビューが重んじられているため，エビデンスを科学的に評価してガイドラインへ生かすことができるようになっているんだね。

用語

GRADE
Grading of Recommendations Assessment, Development and Evaluation

MINDS
Medical Information Network Distribution Service 公益財団法人日本医療機能評価機構（マインズ）が運営する事業。

文献

5) 相原守夫，三原華子，村山隆之，ほか：診療ガイドラインのための GRADE システム．―治療介入―．凸版メディア株式会社，弘前，2010．

6) 福井次矢，山口直人（監）：Minds 診療ガイドライン作成の手引き 2014．医学書院，東京，2014．

なるほど！箱ひげ先生のおかげで，各ガイドラインに違った方針や用途があって，書き方にも違いがあるってことがよくわかりました。

おかげさまで，システマティックレビューからガイドラインまでよく理解できました。本当にありがとうございました☆

まとめよう！24

- ☑ システマティックレビューとレビューの違いを説明できる。
- ☑ システマティックレビュー作成の流れを理解している。
- ☑ メタアナリシスの流れがわかる。
- ☑ ガイドラインにとってのシステマティックレビューの重要性を説明できる。

挑戦しよう！22

問題

正しいものを選択してください。

1. ランダム化比較試験では，ランダムに 2 群に振り分けるため，どうしても背景因子の偏りが生じてしまう。

2. コレステロールを下げる新薬 A と既存薬 B を比較するクロスオーバー試験では，切り替え時に前の薬の影響があるため，ウォッシュアウト期間を設けたほうがよい。

3. 非劣性試験で，新薬 A 群と既存薬 B に明らかな差を認めなかった。新薬は飲みやすく，定価も安くなっているため優越感があり，優越性が成り立っている。

4. ITT 解析では，薬効（efficacy）を示すことができる。

5. ランダム化比較試験を病院で独自に行うことができるので，公開する必要がない。

6. メタアナリシスでは，複数のランダム化比較試験の結果を統合して解析する。

7. メタアナリシスでは，出版バイアスを評価することができない。

8. ランダム化比較試験では，少ない人数では 2 群間に統計的な有意差が出ることはまったくない。

答え

1.× 2.○ 3.× 4.× 5.× 6.○ 7.× 8.×

さいごに…

問題

あなたが今もっている疑問を紙に書いてください。
それをまとめた後，臨床研究をデザインしましょう。

答え

この問題に正解はありません。例えば，ある野菜のCKD進行抑制効果について興味があるならば，コホート研究として，野菜の摂取量と腎機能を調査し，経年的な変化を追跡してもよいでしょう。また，ランダム化比較試験として，野菜をたくさん食べる群と食べない群に振り分けることもできます。リサーチクエスチョンに応じて，研究方法を実現可能な形でデザインしてください。挑戦しよう！01（P.7）で書いた疑問を明らかにすることができるようになっていますね。

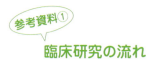

臨床研究の流れ

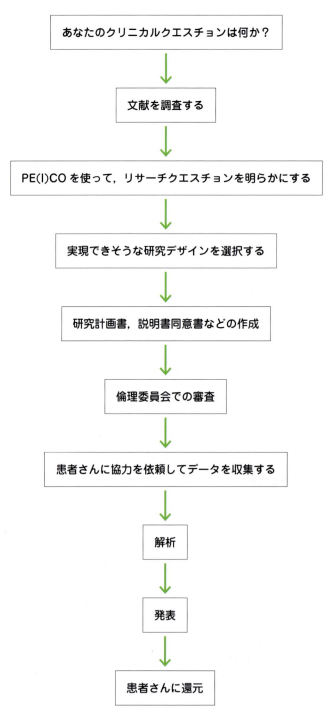

本書で出てきた統計方法の分類

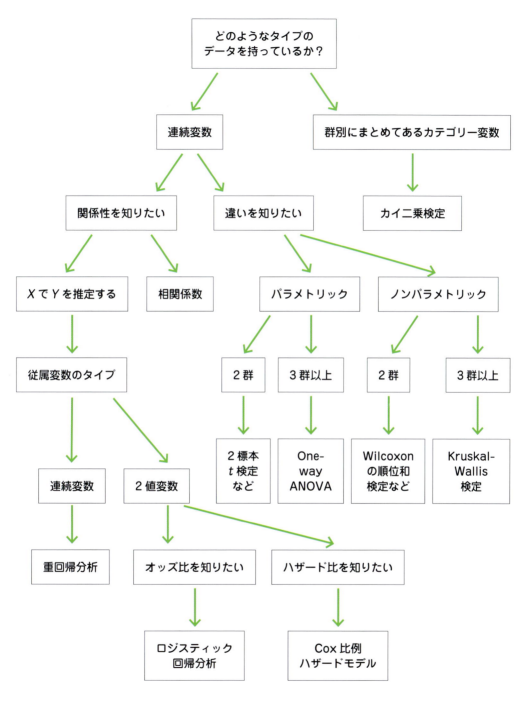

索引

あ

一元配置分散分析	142, 162
一重マスク化	195
一般化 Wilcoxon 検定	169
一般化推定方程式	162
一般化線形混合モデル	162
一般線形モデル	89, 162
因果関係	122
ウォッシュアウト期間	192
後ろ向きコホート研究	9, 108
打ち切り	136, 166
エンドポイント	24
ーがマスクされた	195
横断研究	9, 11
オッズ	61, 111
ー比	14, 61
ー比の 95％信頼区間	71
思い出しバイアス	14, 127

か

回帰残差	81
回帰直線	84
ーの 95％信頼区間	84
回帰分析	79, 80
外的妥当性	124
介入研究	8, 188
カイ二乗	57
ー独立性の検定	56
過誤	44
仮説	41
カットオフポイント	176, 178
カテゴリー変数	26, 139
間隔尺度	22
観察研究	8, 107
観察的疫学研究報告の 　質改善のための声明	185
感度	176
偽陰性	177
棄却	42
危険因子	14
危険度	12
基本統計量	35, 137
帰無仮説	41, 143
ーの棄却	58

競合リスク	138
偽陽性	177
寄与危険	114
ーの逆数	116
ー割合	115
寄与率	114
ー割合	115
偶然誤差	123
区間推定	69
クリニカルクエスチョン	5
クロスオーバー試験	9, 191
傾向スコア	160
系統誤差	123
決定係数	82
研究計画書	19
研究デザインの選択	107
健康労働者効果	126
検出力	44
検定	67
検定統計量	47, 57, 144
検定の流れ	47
交互作用	133
交絡	125, 127
ー因子	128
コクランの統計量 Q	213
コクラン共同計画	208
固定効果	162
固定割り付け法	193
誤分類	127
コホート研究	8, 12, 107
ーのオッズ	62

さ

最小化法	193
最小二乗法	80
採択	44
最頻値	35
三重マスク化	195
散布図	84
サンプルサイズ	195, 196
時間依存型変数	174
時間軸	10
志願者バイアス	126
事後確率	181

システマティックレビュー	206
事前確率	181
質的データ	22
四分位数	139
重回帰分析	80
従属変数	80
縦断研究	9, 11
自由度	49
ー調整済み決定係数	82
受信者動作特性曲線	179
出版バイアス	213
順序尺度	22
準ランダム化	193
情報バイアス	125
症例集積研究	9
症例対照研究	8, 13, 107
症例報告	9
抄録	100
真陰性	177
真陽性	177
信頼区間	69
推定	67
ステップワイズ法	96
正確性	123
正規分布	36, 139
制限	133
生存関数	171
生存時間解析	165
生存時間分析	113
生存率曲線	167
精度	123
絶対リスク減少	117
説明変数	88
線形回帰	80
線形混合モデル	162
選択バイアス	125
相関関係	75
相対危険	12, 14
相対リスク減少	117
層別化	132, 133

た

第 1 四分位数	36
第 1 種の過誤	44

第2種の過誤 … 44	標準誤差 … 69	罹患率 … 111
対立仮説 … 41, 143	標準偏差 … 36	リサーチクエスチョン … 5, 104
多重共線性 … 96	標本 … 48	リスク … 12, 111
多重比較検定 … 149	―回帰係数 … 81	率 … 111
脱落 … 136, 166	―回帰方程式 … 81	両側検定 … 51
妥当性 … 123	非劣性試験 … 202	量的データ … 22
ダミー変数 … 90	ファンネルプロット … 213	臨床研究 … 4, 109
単回帰分析 … 80, 88	フォレストプロット … 212	臨床試験登録 … 197
単純ランダム化 … 194	不偏分散 … 48	倫理審査 … 19
置換ブロック法 … 194	プラセボ … 191	―委員会 … 110
中央値 … 36	分散 … 37	累積罹患率 … 111
中心極限定理 … 68	―分析 … 146	レビュー … 206
調整 … 94	平均値 … 35, 37	連続変数 … 23, 33
―したオッズ比 … 159	偏回帰係数 … 93	ログランク検定 … 169
治療法自体の効果 … 201	偏差 … 37	ロジスティックモデル … 158
治療法の効果 … 201	変数 … 22	ロジスティック回帰分析 … 152
追跡不能バイアス … 126	―減少法 … 96	ロジスティック関数 … 154
定量的な関係のモデル … 79	―増加法 … 96	
点推定 … 68	片側検定 … 51	**わ**
動的割り付け法 … 193	母回帰係数 … 81	割合 … 111
同等性試験 … 202	母回帰方程式 … 81	
特異度 … 176	母集団 … 47, 48	**A**
独立2群の平均値の差の t 検定 … 47		absolute risk reduction … 117
独立変数 … 80	**ま**	accuracy … 123
	前向きコホート研究 … 9, 108	adjust … 94
な	マスクしない … 195	adjusted odds ratio … 159
内的妥当性 … 124	マスク化 … 194	adjusted R2 … 82
何が疑問なのか … 5	マッチング … 133	alternative hypothesis … 41
ナラティブレビュー … 207	―していない症例対照研究のオッズ … 62	area under the curve … 179
二重マスク化 … 195	無作為割り付け … 133	attributable rate … 114
ノンパラメトリック検定 … 145	名義尺度 … 22	attributable rate percent … 115
	メタアナリシス … 207	attributable risk … 114
は	目的変数 … 88	attributable risk percent … 115
パーセンタイル … 36	持越し効果 … 192	
バイアス … 125		**B**
曝露 … 12	**や**	backward elimination method … 96
―容疑バイアス … 127	有意水準 … 42	Bayes の定理 … 181
ハザード … 113	優越性試験 … 202	Bayes 統計 … 181
―関数 … 170	有病罹患バイアス … 126	bias … 125
―比 … 114	有病率 … 111	binary variable … 23
外れ値 … 34		blinded end-point … 195
発生率 … 111	**ら**	Bonferroni 法 … 149
パラメトリック検定 … 145	ランダム化 … 195	
比 … 111	―比較試験 … 8, 191	**C**
比尺度 … 22	ランダム割り付け … 192	carry-over … 192
ヒストグラム … 36	ランダム効果 … 162	case control study … 8
ヒストリカルコホート研究 … 10		categorical variable … 26

causal relationship 122
censoring 136, 166
central limit theorem 67
chi-square of independence 56
clinical question 5
Cochran's Q statistic 213
Cochrane Collaboration 208
coefficient of determination ... 82
cohort study 8
competing risk 138
confidence interval 69
confounder 128
confounding 125, 127
CONSORT 声明 198
continuous variable 23
Cox モデル 174
Cox 比例ハザードモデル .. 170, 174
cross sectional study 11
crossover trial 9, 191
cumulative morbidity 111
cutoff point 176

D
dependent variable 80
double masked 195
drop out 136, 166
dummy variable 90
Dunnet 法 149
dynamic allocation 193

E
effectiveness 201
efficacy 201
EBM 3
equivalence trial 202
evidence-based medicine 3
exposure suspicion bias 127
extended Cox model 174
external validity 124
EZR 30, 32

F
F statistic 81
F 統計量 81
false negative 176
false positive 176
first quartile 36

Fisher の正確確率検定 57
fixed allocation 193
fixed effect 162
forest plot 211
forward selection method 96
funnel plot 213
F 値 144

G
GEE 162
general linear model 90, 162
generalized estimating
    equation 162
Generalized linear
    mixed model 162
GLM 162
GRADE 215
graphical user interface 28
GUI 28

H
hazard 113
— function 170
— ratio 114
healthy worker effect 126
historical cohort study 10

I
I 統計量 213
IBM SPSS Statistics 29
incidence 111
independent variable 80
information bias 125
intention-to treat 解析 200
interaction 133
internal validity 124
interval estimate 67
interval scale 22
intervention study 8, 189

J
JMP 29

K
Kaplan-Meier 法 166
Kruskal-Wallis 検定 146

L
least squares method 80
linear mixed model 162
linear regression 80
LMM 162
log-rank test 169
logistic function 154
logistic regression analysis .. 152
longitudinal study 11
loss to follow-up bias 126

M
maltiple comparison test 149
masking 194
matching 133
median 36
meta-analysis 207
MINDS 215
minimization 193
misclassification 127
mode 36
morbidity 111
multicollinearity 96
multiple regression analysis ... 80

N
narrative review 207
New England Journal of
    Medicine Author Center
    New Manuscript 199
NNT 116
nominal scale 22
non-inferiority trial 202
null hypothesis 41
number needed to treat 116

O
observational study 8
odds 61, 111
— ratio（OR）............ 14, 61
one-tailed test 51
one-way analysis of variance
    (one-way ANOVA) ... 142, 162
open label 195
ordinal scale 22

P

partial regression coefficient ……93
PE（I）CO …… 6, 104
Pearson product-moment
　correlation coefficient ……76
Pearsonの積率相関係数 ……76
per-protocol 解析 ……200
percentile ……36
permuted block method ……193
placebo ……191
point estimation ……67
population ……48
population regression
　coefficient ……80
population regression
　equation ……80
power ……44
precision ……123
Prentice, Williams and Peterson
　gap time ……174
prevalence ……111
― incidence bias ……126
PROBE ……195
propensity score ……160
proportion ……111
prospective randomized
　open blinded endpoint ……195
publication bias ……213
PWP-GT ……174

Q

quasi-random method ……193

R

R2 ……82
random allocation ……133, 192
random effect ……162
random error ……123
randomized ……195
― controlled trial（RCT）……8, 191
rate ……111, 112
ratio ……111
― scale ……22
recall bias ……127
receiver operating
　characteristic curve ……179
regression analysis ……80

relative risk reduction ……117
research question ……5
residual ……81
restriction ……133
retrospective cohort study ……9
review ……206
risk ……12, 111, 112
― ratio ……12
ROC 曲線 ……179
― 下面積 ……179
RTC ……8

S

sample ……48
― regression coefficient ……81
― regression equation ……81
― size ……195
SAS ……30
SE ……69
selection bias ……125
sensitivity ……176
simple regression analysis ……80
single masked ……195
specificity ……176
standard deviation ……37
standard error ……69
stepwise selection method ……96
stratification ……132, 133
Strengthening the Reporting
　of Observational Studies
　in Epidemiology ……185
STROBE ……185
Studentのt検定 ……47
superiority trial ……202
survival analysis ……113, 165
survival curve ……167
survival function ……171
systematic error ……123
systematic review ……206

T

t 検定 ……46, 142
test statistic ……47
time-dependent variable ……174
triple masked ……195
true negative ……176
true positive ……176

Tukey 法 ……149
two sample t test ……47
two-by-two table ……55
two-tailed test ……51
type 1 error ……44
type 2 error ……44

U

unbiased variance ……48

V

validity ……123
variance ……37
volunteer bias ……126

W

wash-out period ……192
Wilcoxon rank sum test ……52
Wilcoxon signed-rank test ……52
Wilcoxon の順位和検定 ……52, 146
Wilcoxon の
　符号付順位検定 ……52, 146

Y

Yatesの補正 ……57

記号・数字

2 群の差の検定 ……52
2 値変数 ……23
2×2 分割表 ……55
2 値変数 ……33
2 標本 t 検定 ……47
95% 信頼区間 ……70
α 水準 ……196
β 水準 ……196

◇著者

神田英一郎（*Eiichiro Kanda*）
1997 年　東京医科歯科大学医学部医学科卒業
2003 年　東京医科歯科大学大学院医学系研究科内科学系内科学修了（医学博士）
2010 年　エモリー大学ロリンズ公衆衛生学校大学院（疫学）修了
　　　　　（Master of Public Health）
2010 年〜 東京共済病院 腎臓内科部長，東京医科歯科大学医学部 臨床准教授
2011 年〜 東京医科歯科大学生命倫理研究センター 非常勤講師
2013 年〜 東京医科歯科大学医学部 臨床教授，ミシガン大学機械工学部 客員教授

医学論文執筆のための
臨床研究と医療統計
まずはここからはじめよう！

2016年 3 月 1 日　第 1 版 第 1 刷発行
2017年 3 月 10日　　　　　第 2 刷発行

■著　者　神田英一郎　かんだ　えいいちろう

■発行者　鳥羽清治

■発行所　株式会社メジカルビュー社
　　　　　〒162 - 0845 東京都新宿区市谷本村町 2-30
　　　　　電話　03（5228）2050（代表）
　　　　　ホームページ http://www.medicalview.co.jp/

　　　　　営業部　FAX　03（5228）2059
　　　　　E-mail　eigyo@medicalview.co.jp

　　　　　編集部　FAX　03（5228）2062
　　　　　E-mail　ed@medicalview.co.jp

■印刷所　株式会社加藤文明社

ISBN978-4-7583-1774-0 C3047

© MEDICAL VIEW, 2016. Printed in Japan

・ 本書に掲載された著作物の複写・複製・転載・翻訳・データベースへの取り込みおよび送信（送信可能化権を含む）・上映・譲渡に関する許諾権は，（株）メジカルビュー社が保有しています.
・ **JCOPY**〈（社）出版者著作権管理機構 委託出版物〉
本書の無断複写は著作権法上での例外を除き禁じられています. 複写される場合は，そのつど事前に，（社）出版者著作権管理機構（電話　03-3513-6969，FAX　03-3513-6979，e-mail：info@jcopy.or.jp）の許諾を得てください.

・ 本書をコピー，スキャン，デジタルデータ化するなどの複製を無許諾で行う行為は，著作権法上での限られた例外（「私的使用のための複製」など）を除き禁じられています. 大学，病院，企業などにおいて，研究活動，診察を含み業務上使用する目的で上記の行為を行うことは私的使用には該当せず違法です. また私的使用のためであっても，代行業者等の第三者に依頼して上記の行為を行うことは違法となります.